Gesund – Mit basischer Ernährung!

Gesundheits Ratgeber & 150 basische Rezepte
zum Entsäuern aus 12 Rezept-Kategorien

JETZT basisch kochen & Säure-Basen-Haushalt ausgleichen |
+ 3Tage-Detox-Blitz-Diät

2. Auflage: veröffentlicht im Dezember 2019 | ISBN: 9781675295250
Copyright 2019 © | Magische Pfanne | Alle Rechte vorbehalten

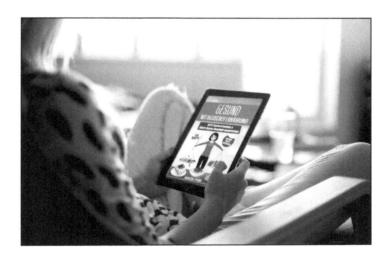

Danke für Ihr Vertrauen!
Wir hoffen, dass Ihnen dieses Buch über lange Zeit ein treuer Begleiter ist, eine wertvolle Informationsquelle und eine Hilfestellung für gesundes, leckeres Kochen.

Herzliche Grüße, Ihr „Magische Pfanne" Team

Inhaltsverzeichnis	2
Vorwort	8
Übersäuerung in unserer Gesellschaft & der Sinn des „Entsäuerns"	9
Was versteht man unter Basen und Säuren?	9
Basisch oder Sauer – der pH-Wert sagt es uns	10
Der Säure-Basen-Haushalt	10
Ursachen einer Übersäuerung	11
Wann sollten wir unserem Säure-Basen-Haushalt besondere Aufmerksamkeit schenken?	12
Wie stelle ich fest, dass ich übersäuert bin?	13
Basische Ernährung	16
Basenbilder und Säurebilder	16
Mineralien für den Säure-Basen-Haushalt	20
Vitamine B12, C und D3	22
Chlorophyll gut für die Gesundheit	23
Alleskönner Natron – Die gesunde „basische Bombe"	24
Ist die Einnahme von Basenpulver empfehlenswert?	26
Trinken Sie ausreichend?	26
Tee in der basischen Ernährung	28
Fruit infused water	29
Basische Körperpflege	30
Basenbad und Basenfußbad	30
Basische Pflegeprodukte	31
Sanfter Umstieg – Schritt für Schritt zum Erfolg	33
Die ersten kleine Schritte	33
So geht's weiter: Sofort umsetzbare Praxis-Tipps!	34
Bonusteil: Detox-Entsäuerungs-Kur: Jetzt Basenfasten!	37
Die Detox-3-Tage Kur	39
Hinweise zum Rezepte-Teil	41
Die Detox-3-Tage Kur	43
Grapefruit Kiwi Smoothie	44
Feldsalat mit Rote Bete	45

Süßkartoffelsuppe mit Mango 46

Avocado Wildkräuter Smoothie 47

Spitzkohl Tomaten Salat mit Nüssen 48

Karottensuppe 49

Green Smoothie mit Apfel 50

Fruchtiger Chinakohl Salat 51

Erbsen Lauch Suppe 52

Gemüsebrühe, Grundrezept 53

Frühstück 54

Beeren Frühstücks-Bowl 55

Hirse-Kokos-Porridge 56

Herzhaftes Kichererbsen Omelett 57

Fruchtiges Müsli mit Amaranth 58

Schoko Hirse mit Früchten 59

Basisches Müsli 60

Rote Bete Latte 61

Buchweizen Pancakes 62

Schoko Drink ohne Milch 63

Frühstücks-Frittata mit Mangold 64

Bananen Pfannkuchen 65

Bunte Frühstücksbowl 66

Shakes und Smoothies 67

Frühstücksshake mit Haferflocken 68

Papaya Grapefruit Shake 69

Hanf Shake mit Himbeeren 70

Meerrettich-Radieschen Shake 71

Ananas Kokos Shake 72

Grüner Power Shake 73

Portulak Smoothie mit Hanfsamen 74

Gurke Spinat Smoothie mit Kiwi 75

Wake up Smoothie 76

Kurkuma Mango Smoothie 77

Smoothie Traum in Pink 78

Grünes Glück 79

Salate 80

Bunter Kichererbsen Salat 81

Quinoa Salat 82

Radieschen-Spinat-Salat 83

Karotten-Sellerie-Salat 84

Kunterbunte Salat Bowl 85

Schneller gemischter Salat 86

Wassermelonen Gurken Salat 87

Mediterraner Linsensalat 88

Kürbissalat 89

Fruchtige Hirse-Bowl 90

Fruchtiger Sauerkrautsalat 91

Suppen 92

Basische Kartoffelsuppe 93

Spargelcremesuppe 94

Süßkartoffelsuppe 95

Zucchinisuppe 96

Rote Bete Suppe mit Orange 97

Gazpacho, klassisch 98

Lauch Erbsen Suppe 99

Kürbis Curry Suppe 100

Linsen Karotten Suppe 101

Pastinaken Suppe 102

Kürbis-Maroni-Suppe 103

Mittagessen Abendessen 104

Kichererbsen-Eintopf 105

Quinoa Gemüse Bowl mit Dip 106

Gefüllte Tomaten 107

Kartoffel-Paprika Frittata 108

Rosenkohl Linsen Pfanne 109

Lachsfilet auf Gemüsebett mit Pesto 110

Herzhafte Quinoa Burger 111

Kartoffel-Champignon-Pfanne 112

Gebratener Kabeljau auf Pastinaken-Kartoffelstampf 113

Linsen Spargel Bowl mit Ei 114

Blumenkohl Couscous 115

Brokkoli Süßkartoffel Gemüse 116

Pilz-Kartoffel Curry 117

Mediterranes Ofengemüse 118

Low Carb Gemüse Burger 119

Ratatouille, basisch 120

Buntes Gemüse-Curry 121

Zoodles mit Tomatensoße 122

Blumenkohl-Gratin 123

Kartoffelschmarrn mit Lauch 124

Rosenkohl Gratin 125

Süßkartoffel Rösti mit gebeiztem Lachs 126

Basische Pizza 127

Spargel mal anders 128

Avocado Toast mit Pilzen 129

Vegetarische Bolognese 130

Indisches Dal mit Mangold 131

Spargel Bow mit Lachs 132

„Chili Con Carne" 133

Herbstlicher Pilzeintopf 134

Pastinaken-Rösti mit Apfelmaus 135

Buddha Bowl 136

Ceviche vom Lachs 137

Indisches Curry 138

Lauwarmer Kartoffelsalat 139

Fruchtige Quinoa Bowl... 140

Maiskolben in Sommergemüse 141

Gemüsesticks mit Salsa und Guacamole 142

Bratkartoffeln 143

Orientalischer Kichererbsen-Eintopf... 144

Lunch Bowl...145

Gebackener Blumenkohl mit Tomaten...146

Kichererbsen Gemüse Curry mit Kokos...147

Falafel aus Süßkaroffeln...148

Gerichte bis 20 Minuten...149

Blumenkohl Couscous...150

Tomaten Omelett mit Basilikum..151

Spinat-Lachs Pfanne mit Orangen Hirse...152

Linsen Pasta mit Chili und Knoblauch..153

Bunte Lunch Bowl...154

Konjak Nudeln mit Tofu und Pak Choi..155

Champignon Omelett...156

Kohlrabi Nudeln auf Tomaten Spinat Gemüse......................................157

Süßkartoffeltoast mit Avocado Creme...158

Pfannkuchen..159

Fingerfood..160

Süße Versuchung...161

Kernige Cracker...162

Grill Spieße..163

Gemüse Chips...164

Pommes mit Mayo..165

Gefüllte Auberginenröllchen..166

Falafel mit veganem Tsatsiki...167

Zucchiniröllchen mit Paprika Dip...168

Sommerrollen für die Gartenparty..169

Süßes und Dessert...170

Herbstlicher Crumble mit Granatapfelkernen......................................171

Mandel Pralinen mit Sesam...172

Sommertraum-Wassermelonen Torte..173

Kokos Ananas Küchlein...174

Erfrischende Zitronen Nice Creme..175

Schoko Mousse mit Beeren...176

Rote Grütze..177

Kokos Avocado Eis 178

Winterliche Pralinen mit Zimt 179

Bananen Trauben Dessert 180

Chia Pudding, Grundrezept 181

Cheesecake Muffins mit Blaubeeren 182

Brot und Kuchen 183

Basisches Brot, hefefrei 184

Fladenbrot aus Dinkelmehl 185

Basisches Brot mit Zucchini 186

Basisches Knusperbrot 187

Buchweizen Brot, basisch 188

Knäckebrot, basisch 189

Bananen Mandel Brot 190

Schoki Kuchen ohne Mehl 191

Zwetschgenkuchen ohne Mehl 192

Cake Pops mit Kokos 193

Muffins schwarz-weiß 194

Brownies, gesund und lecker 195

Vanille Kipfel, basisch 196

Fruit Infused Water 197

Fruit infused Water: Winter Edition 198

Sommerlicher Durstlöscher 199

Frische für Sportler 200

Gesunder Durstlöscher 201

Fruchtiger Sommerspaß 202

Frische Kick 203

Rechtliches 205

Vorwort

Wir freuen uns, dass Sie Interesse an Informationen und an Rezepten zum Thema basische Ernährung haben! Das Umsetzen der Tipps des Ratgeberteils und das praktische Umsetzen in Form der Zubereitung der Rezepte wird Ihr Leben bereichern!

Das Thema basische Ernährung „läuft" immer noch etwas „unter dem Radar" – wird aber angesichts der gesundheitlich problematischen Ernährungs-gewohnheiten des 21. Jahrhunderts einen immer wichtigeren Stellenwert einnehmen. Auch, weil die praktischen Erfahrungen zeigen, dass schon kleine Änderungen im Essverhalten – weniger säure-bildende Ernährung, mehr basenbildende Nahrungsmittel – spürbare Resultate zeigen. Sowohl vom subjektiven **„Wohlgefühl"**, das körperlich empfunden wird, als auch beim Thema **Gewichtsreduktion**.

Basische Ernährung stellt keine Ernährungsweise dar, deren primärer Fokus eine Gewichts-Reduktion ist. Jedoch geschieht dies häufig als positive Begleiterscheinung, da eine basenüberschüssige Ernährung für einen **harmonischen Gewichtsausgleich** sorgt.

So haben schon viele schwergewichtige Menschen überschüssige Pfunde verloren, auf der anderen Seite haben aber auch extrem dünne Menschen ein paar Pfunde gewonnen. Gerade Menschen, die krankheitsbedingt untergewichtig sind und für deren Gesundung mehr körperliche Substanz hilfreich ist.

Im Rahmen einer basischen Ernährungsweise balanciert sich der eigene Körper aus, wie er es braucht, so wie es für den individuellen Menschen am harmonischsten, am gesündesten ist.

In diesem **medizinischen Ratgeber & Rezeptbuch** wird Ihnen umfangreich vermittelt, was Sie benötigen, um in kurzer Zeit – und das mit Freude an der Sache - Ihre Ernährungsgewohnheiten umzustellen:

Spannendes, fundiertes, praxis-relevantes Wissen, Alltags-Tipps - und ganz wichtig für eine Änderung im Ernährungs-Verhalten – **richtig leckere, 150 praxiserprobte, schmackhafte Rezepte**, die Ihnen den Umstieg auf mehr basenbildende Nahrung erleichtern.

Wir wünschen Ihnen nun viel Spaß auf ihrer persönlichen Ernährungs-Reise! Anschnallen brauchen Sie sich nicht, denn ein allzu holpriger Reiseweg ist nicht zu erwarten.

Übersäuerung in unserer Gesellschaft & der Sinn des „Entsäuerns"

Konkrete Vorteile auf Gesundheit, eigenes Wohlbefinden, geistige Klarheit und Krankheitsprävention, wenn man auf seinen Säure-Basen-Haushalt achtet:

Immer mehr Menschen sind übersäuert. Bewegungsmangel, Stress und vor allem falsche Ernährung hinterlassen ihre Spuren. Sodbrennen, Kopfschmerzen, Rückenschmerzen, Hauterkrankungen und Gicht (um nur einige zu nennen) werden mit einer Übersäuerung in Verbindung gebracht.

Aber was heißt eigentlich Übersäuerung?

Einfach ausgedrückt bedeutet es, dass ein Ungleichgewicht im Säure-Basen-Haushalt des Körpers vorliegt.

Ohne ein Säure-Basen-Gleichgewicht können alle Stoffwechselvorgänge im Körper nicht optimal ablaufen. Um richtig zu funktionieren, müssen einige Bereiche im Körper basisch sein, (z. B. das Blut und der Dünndarm) andere wiederum müssen sauer sein (Magen, Dickdarm).

Vielen ist die Wichtigkeit eines ausgeglichenen Säure-Basen-Haushaltes nicht bewusst.

Was versteht man unter Basen und Säuren?

Die meisten von Ihnen werden die Begriffe schon gehört haben, nämlich im Chemieunterricht.

Ein Wassermolekül (H_2O) zerlegt sich in ein Wasserstoff-Ion und ein Hydroxid-Ion ($H_2O = H^+ + OH^-$). Das positiv geladene Wasserstoff-ION macht, einfach ausgedrückt, das Wasser sauer und das negativ geladene Hydroxid-Ion macht es basisch.

Befinden sich nun in einer Lösung mehr Wasserstoff-Ionen, dann sprechen wir von einem sauren Milieu. Umgekehrt heißt das, gibt es mehr Hydroxid-Ionen, ist die Flüssigkeit basisch. Sind sie ausgeglichen, wird von neutral gesprochen.

Und genau dies wird gemessen und als pH-Wert dargestellt.

Um Irrtümern vorzubeugen: Der chemische pH-Wert des Lebensmittels selbst, sagt nichts über ihre säure- oder basenbildenen Eigenschaften aus. Wichtig ist hier, wie ein Lebensmittel von unserem Körper verstoffwechselt wird.

Basisch oder Sauer – der pH-Wert sagt es uns

Basen und Säuren werden mit dem ph-Wert gemessen. Dieser Messwert dient zur Feststellung, bis zu welchem Grad eine wässrige Lösung basisch oder sauer ist. Dabei zeigt eine Skala von 1 bis 14 den entsprechenden Wert an. Der saure Bereich reicht von 1 bis 7 und der basische Bereich von 7 bis 14. Dabei steht die 7 für neutral.

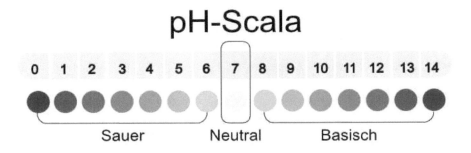

Damit alle Stoffwechselvorgänge optimal ablaufen können, muss z. B. das Blut einen pH-Wert von 7,35 – 7,45 aufweisen.

Der Säure-Basen-Haushalt

Der Säure-Basen-Haushalt ist für die Regelung sämtlicher Funktionen im Körper (inklusive Atmung) zuständig und kann bis zu einem bestimmten Grad vom Körper ausgeglichen werden. Unser Körper hat ein sogenanntes Puffersystem entwickelt, mit dem er kurzfristige Übersäuerungen ausgleichen kann.

Außerdem gleicht sich der Säure-Basen-Haushalt über Körperschweiß aus. Auch der Magen, die Leber, Lunge und das Bindegewebe helfen die Säure-Basen-Balance zu halten. Dies geht natürlich nur für eine kurze Zeit.

Da die meisten Menschen über die Ernährung mehr Säurebilder wie basische Lebensmittel zu sich nehmen, muss der Körper auf unseren körpereigenen Basenspeicher zurückgreifen.

Langfristig sind zu viele Säuren für den Körper ein großes Problem: Es kommt zur Übersäuerung. Der Körper ist nicht in der Lage Säuren so einfach auszuscheiden. Alle Säuren müssen zuerst neutralisiert werden. Dies geschieht zum einen durch das Puffersystem und zum anderen durch die in der Nahrung enthaltenen Mineralstoffe.

Eine Übersäuerung geht mit vielen Symptomen einher und verläuft schleichend.

Erste Symptome einer Übersäuerung können sein:

- Konzentrationsstörungen
- anfällig gegen Stress
- Haar- oder/und Nagelveränderungen
- Kopfschmerzen und Migräne
- Müdigkeit und Erschöpfung
- Rückenschmerzen
- Magenbeschwerden und Sodbrennen
- Verdauungsprobleme
- Infektanfälligkeit
- Gewichtszunahme
- Cellulite

Außerdem kann eine Übersäuerung auch die Ursache vieler Krankheiten sein, z. B.:

- Allergien
- Arthritis
- Arthrose
- Bluthochdruck
- Bronchitis
- Ekzeme
- Gicht usw.

Dies ist nur ein Bruchteil von Krankheiten, die durch eine Übersäuerung ausgelöst werden können.

Ursachen einer Übersäuerung

- Industriell verarbeitete Lebensmittel
- Zu viel Fleisch und Wurst
- Süßspeisen, Zucker, Weißmehl Produkte
- Kohlensäurehaltige Getränke wie Cola, Limonaden usw.
- Lebensmittelzusatzstoffe, Geschmacksverstärker, Farbstoffe und Süßstoffe
- Alkohol und Nikotin
- Stress und Sorgen
- Zu wenig Bewegung

Zu einem Ungleichgewicht zwischen Basen und Säuren kommt es durch ungünstige Ernährungsgewohnheiten der modernen Wohlstandsgesellschaft. Zudem spielen Stress und Bewegungsmangel eine große Rolle. Heute ist der Anteil an säurebildenden Lebensmitteln, wie z. B. Fisch, Wurst und Fleisch bei den meisten Menschen viel zu hoch. Doch durch eine konsequente Ernährungsumstellung können die Folgen gemildert oder die bereits entstandenen Symptome wieder verschwinden.

Vorteile eines ausgeglichenen Säure-Basen-Haushaltes:

- Steigerung des Wohlbefindens
- Verbesserung der Beweglichkeit
- Stärkt Binde- und Muskelgewebe
- Stärkt die Nerven
- Eine gute Darmfunktion
- Kein Sodbrennen
- Immunsystem wird gestärkt
- Weniger anfällig für Erkältungskrankheiten
- Schöne Haut, Haare und Nägel

Um nur einige positive Änderungen zu nennen. Auch andere Symptome, die in Verbindung mit Übersäuerung stehen, können durch einen intakten Säure-Basen-Haushalt verschwinden.

Wann sollten wir unserem Säure-Basen-Haushalt besondere Aufmerksamkeit schenken?

Prinzipiell sollten wir immer für einen ausgewogenen Säure-Basen-Haushalt sorgen. Allerdings gibt es Zeiten und Umstände, da ist es besonders wichtig:

Dazu zählen:

- Andauernder Stress sowohl beruflich als auch privat
- Starke körperliche Anstrengungen z. B. Sport
- Bewegungsmangel, unter anderem durch Büroarbeit
- Schlechte Ernährungsgewohnheiten – unausgewogene Ernährung
- Fasten (ist sehr gesund, aber auch hier sollte auf die Säure-Basen-Balance geachtet werden)

Mit dem Umstieg auf eine basische Ernährung können wir regelmäßig überschüssige Säuren abbauen und damit dauerhaft unsere Gesundheit stärken und auch unser Allgemeinbefinden positiv beeinflussen.

Wie stelle ich fest, dass ich übersäuert bin?

Hier stellen wir Ihnen verschiedene Möglichkeiten zur Überprüfung einer Übersäuerung vor:

Kurzer Selbsttest zu einer 1. Selbsteinschätzung

Hier finden Sie einen kleinen Selbsttest zur Frage: Bin ich übersäuert?

Dieser Test kann natürlich nur ein Anhaltspunkt sein. Bei lang anhaltenden und häufig wiederkehrenden Beschwerden wenden Sie sich an einen Heilpraktiker oder Arzt.

Frage	JA	NEIN
Fühlen Sie sich häufig unwohl?		
Haben Sie häufig ein Problem mit Einschlaf- oder Durchschlafstörungen?		
Sind Sie anfällig für Stimmungsschwankungen?		
Leiden Sie häufig an Müdigkeit oder Erschöpfung sowie Nervosität?		
Essen Sie sehr viel Weißmehlprodukte wie Brot, Nudeln oder viel Fleisch, Wurst und Käse?		
Leiden Sie häufig an Verspannungen im Nacken- und Schulterbereich?		
Leiden Sie an wiederkehrenden Schmerzen in den Gelenken?		
Leiden Sie häufig an Rückenschmerzen ohne erkennbare Ursache?		
Haben Sie Verdauungsprobleme?		
Leiden Sie häufig unter Kopfschmerzen?		
Um an einer Übersäuerung zu leiden, müssen natürlich nicht alle Punkte zutreffen. Schon eine mit Ja beantwortete Frage kann auf eine zeitweise Übersäuerung hindeuten.		

Lackmus Test

Der Lackmustest dient zur Bestimmung des pH-Werts einer Flüssigkeit. In diesem speziellen Fall, der Messung des Säuregehaltes im Urin. Der Test wird mit Hilfe eines Indikatorteststreifens durchgeführt.

Für die Durchführung des Lackmus-Tests wird das sogenannte Lackmus-Papier benötigt. Dieses bekommen Sie in der Apotheke oder im Internet. Die Durchführung ist schnell und problemlos zu Hause möglich.

Es ist ganz einfach: der pH-Wert des Urins wird mit dem Indikatorteststreifen 5-mal am Tag gemessen. Für die Messung sollte der Mittelstrahl-Urin verwendet werden.

So funktioniert der tägliche Check:

1. Streifen abreißen.
2. Halten Sie die Hälfte des Streifens in den Urin Strahl.
3. Danach den Streifen kurz trocknen lassen.
4. Nehmen Sie die Skala und vergleichen die Farbe.

Zu diesen Zeiten sollten Sie testen:

1. Test: 6.00 Uhr morgens
2. Test: 9.00 Uhr morgens – dieser Test erfolgt 2–3 Stunden nach dem Frühstück
3. Test: 12.00 Uhr mittags – diese Messung erfolgt kurz vor dem Mittagessen
4. Test: 15.00 Uhr nachmittags
5. Test: 18.00 abends – dieser Test erfolgt kurz vor dem Abendessen

Der pH-Wert des Urins unterliegt Schwankungen (abhängig z. B. von der Tageszeit und den Nahrungsmitteln, die Sie zu sich nehmen). Um ein aussagekräftiges Ergebnis zu erzielen, sollten diese Messungen an 5 aufeinander folgenden Tagen, nach dem oben genannten Prinzip durchgeführt werden.

– Tragen Sie die Ergebnisse in ein Diagramm ein.
– Vergleichen Sie die Kurve mit der Normalkurve aus der Abbildung
– Ist die Kurve ähnlich, dann Gratulation: Sie haben einen ausgeglichenen Säuren-Basen-Haushalt
– Weicht die Kurve an den Mess-Punkten deutlich sichtbar in den sauren Bereich ab, sind Sie übersäuert.

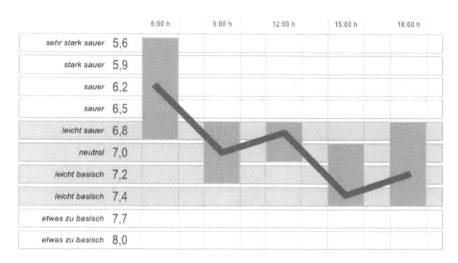

Wichtig:
- An diesen Tagen dürfen Sie nur 3 Mahlzeiten zu sich nehmen (nach dem Schema oben).
- Zwischenmahlzeiten sind zu vermeiden.
- Am Tag vor der Testung und am Testtag dürfen keine zusätzlichen Mineralien eingenommen werden.

Teststreifen können nur einen groben Eindruck vermitteln. Wer zuverlässigere Ergebnisse haben will, muss einen Labortest machen.

Sander Methode

Alternativ gibt es noch die „**Sander-Methode**". Hier handelt es sich um eine komplexe Methode. Diese kann Aufschluss über die im Körper vorliegende Säurebelastung geben.

Bei dieser Methode werden 5 Urinproben in 24 Stunden gesammelt und anschließend im Labor ausgewertet. Durch die Erstellung eines Tagesprofils kann ein genaueres Ergebnis erzielt werden.

Blutuntersuchungen

Weiterhin besteht die Möglichkeit eines Bluttestes, um den Schweregrad einer Übersäuerung nachzuweisen.

Dies ist allerdings nur beim Arzt oder Heilpraktiker möglich.

Was kann ich selber jetzt tun? Erfahren Sie es in den folgenden Kapiteln!

Basische Ernährung

Ein wesentlicher Aspekt für die Erzielung und Aufrechterhaltung eines ausgeglichenen Säuren-Basen-Haushaltes ist die richtige Ernährung. Dabei ist die ausreichende Versorgung mit Vitaminen und Mineralstoffen wichtig. Mineralien neutralisieren die Säure.

Grundsätzlich gilt, mit einer abwechslungsreichen und ausgewogenen Ernährung ist man weitestgehend mit allen nötigen Nährstoffen versorgt. Da bei der basischen Ernährung weitestgehend auf tierische Produkte verzichtet wird, gibt es allerdings ein paar Dinge zu beachten. Mehr dazu finden Sie in den folgenden 2 Kapiteln.

Basenbilder und Säurebilder

Alle Lebensmittel unterteilen sich in Säurebilder und Basenbilder, je nach Verstoffwechselung im Körper.

Basische Lebensmittel stellen kein Problem für unseren Körper und unsere Gesundheit dar.

Bei den Säurebildern sieht das ganz anders aus. Sie sind verantwortlich für die Übersäuerung im Körper. Allerdings muss man hier auch noch einmal zwischen **guten** und **schlechten Säurebildern** unterscheiden. Die guten säurebildenden Lebensmittel sollten unbedingt in die basische Ernährung einbezogen werden. Deshalb spricht man normalerweise auch von einer basenüberschüssigen Ernährung.

Bei der Zubereitung der Mahlzeiten sollte auf eine entsprechende Verteilung von basischem und gutem säurebildenden Lebensmittel geachtet werden. Das bedeutet:

Anteil der Lebensmittel über den Tag verteilt:

- 70 % – 80 % sollte aus basischen Nahrungsmitteln bestehen
- 20 % – 30 % dürfen gute säurebildende Lebensmittel sein
- Wann immer möglich, sollte auf die schlechten Säurebilder verzichtet werden.

Folgende Lebensmittel gelten als neutral und können den Speiseplan ergänzen:

- Butter und Ghee
- Sahne (in guter oder in Bio-Qualität)
- Qualitativ hochwertige Öle wie z. B. Leinöl, Olivenöl, Hanföl und Rapsöl

Die nachfolgenden Tabellen dienen zur Orientierung und sollen Ihnen beim Umstieg auf die basenüberschüssige Ernährung helfen.

Basische Lebensmittel

Basische Lebensmittel	Basische Getränke	Basische Süßungsmittel
<ul><li>alle frischen Gemüse- und Obstsorten</li><li>Blattsalate</li><li>Kräuter und Gewürze</li><li>alle Pilze</li><li>Kartoffeln</li><li>Süßkartoffeln</li><li>Sprossen und Keimlinge</li><li>Lupinen Eiweiß</li><li>Esskastanien</li><li>Mandeln</li><li>Erdmandeln</li><li>Konjac-Reis und Nudeln</li></ul>	<ul><li>Ingwertee</li><li>Verschiedene Kräutertees</li><li>Gewürztee</li><li>Mandel Drink</li><li>Smoothies, (selbst gemacht)</li><li>Grüne Smoothies</li><li>Wasser ohne Kohlensäure</li><li>Wasser mit Apfelessig oder Bio Zitrone</li></ul>	<ul><li>Xylit</li><li>Stevia</li><li>Erythrit</li></ul>

Gute säurebildende Lebensmittel (in kleinen Mengen)

Lebensmittel	Getränke
<ul><li>alle Bio Getreide, außer Weizen (kleine Mengen)</li><li>Haferflocken</li><li>Hirse Flocken, Braunhirse, Goldhirse</li><li>Amaranth, Quinoa, Buchweizen</li><li>Vollkornreis</li><li>Hülsenfrüchte (Bohnen, Linsen, Erbsen</li><li>Kichererbsen</li><li>Mais (z. B. Nudeln aus Mais, Polenta)</li><li>Ölsaaten (z. B. Leinsaat, Hanf Saat, Leinsamen, Sonnenblumenkerne, Chia Samen, Kürbiskerne, Mohn etc.)</li><li>Nüsse (z. B. Walnüsse, Cashewkerne, Haselnüsse, Kokosnuss, (auch Kokosflocken) Macadamianüsse, Paranüsse</li><li>Proteinpulver (Erbsenprotein, Hanfprotein, Reisprotein) in sehr guter Qualität</li><li>Kakaopulver, Rohkakao, Kakao Nibs</li><li>Tierische Produkte aus Bio-Landwirtschaft in kleinen Mengen (z. B. Fisch aus Bio-Aquakultur). Bio-Eier</li><li>hochwertige Sojaprodukte</li></ul>	<ul><li>Grüner Tee, (richtig zubereitet) und Matcha</li><li>Lupinen Kaffee</li><li>Hafer Drink, Hanf Drink Soja Drink</li><li>Trinkschokolade (selbst gemacht, z. B. aus Mandelmilch und Rohkost-Kakaopulver</li></ul> **Süßungsmittel** <ul><li>Kokosblütenzucker und Kokosblütensirup</li><li>Yaconsirup</li></ul>

Schlechte Säurebilder (sollten Sie meiden)

Lebensmittel	Getränke
<ul><li>Weizenprodukte, inkl. Vollkornweizen</li><li>Getreideprodukte aus Weißmehl Brötchen und Brot, Kuchen Nudeln, usw.</li><li>Alle Eissorten (Fertigprodukte) (auch Wasser- und Joghurteis), Fisch und Meeresfrüchte aus konventioneller Aquakultur oder aus belasteten Regionen stammend.</li><li>Fleisch (konventioneller Landwirtschaft)</li><li>Brühe aus Fleisch, Schinken, Wurstwaren</li><li>alle Milchprodukte auch von Schaf und Ziege; gerade auch alle fettarmen Milchprodukte)</li><li>Produkte aus Seitan, wie vegetarische Würste, Aufschnitt</li><li>Konserven, inkl. Obstkonserven</li><li>Sojaprodukte, stark verarbeitet</li><li>Essig, außer Apfelessig, naturtrüb</li><li>Ketchup, Ausnahme selbst gemacht aus Tomaten und Datteln</li><li>Senf</li></ul>	<ul><li>Alkohol sowie koffeinhaltige Getränke</li><li>Softdrinks (z. B. Limonade, Cola etc., Fruchtsaft aus Konzentrat, Proteindrinks, gezuckerte Milchshakes etc.)</li><li>Kaffee, Getreide-Kaffee, koffeinfreier Kaffee</li><li>Mineralwasser mit Kohlensäure und kohlensäurehaltige Getränke</li><li>Tee (Früchtetee, schwarzer Tee, Eistee etc.)</li></ul>**Süßungsmittel** <ul><li>Zucker (sämtliche Produkte, die Haushaltszucker enthalten)</li></ul>

Mineralien für den Säure-Basen-Haushalt

Basische Mineralstoffe bieten eine optimale Unterstützung bei der Entsäuerung des Körpers.

Sie verbessern unser Wohlbefinden, fördern den Stoffwechsel und unterstützen das Immunsystem. Bei der Verwendung von Nahrungsergänzungsmitteln sollten Sie stets auf eine sehr gute Qualität achten.

In der folgenden Tabelle finden Sie die wichtigsten Mineralstoffe, die für einen ausgeglichenen Säure-Basen-Haushalt nötig sind. Sie neutralisieren die Säure im Körper.

Wenn über die Nahrung nicht genug Mineralstoffe zugeführt werden, dann muss der Körper auf die körpereigenen Reserven zurückgreifen.

Zudem finden Sie Lebensmittel, die reich an Mineralien sind.

Mineralstoffe können, genau wie Lebensmittel, in basische und säurebildende Stoffe unterschieden werden. Anders als bei den Lebensmitteln, (ausgenommen die guten säure bildenden Lebensmittel) werden bei den Mineralien alle, die basenbildenden, aber auch die säurebildenden Mineralien benötigt.

Mineralien	Wirkung	Gut für:	Enthalten in:
Calcium	basisch	Knochenaufbau, Erhaltung von Zähnen, Muskeln, Nerven	Nüsse, Mandeln, Samen, Fenchel, Weizengraspulver, Lupinen Eiweiß, verschiedene Obstsorten, Grünkohl, Brokkoli, Haferflocken,
Chlorid	sauer	reguliert Wasserhaushalt, Bildung von Magensäure	Kochsalz, 4 g decken den Tagesbedarf
Cobalt	basisch	wichtig für Nervengewebe, Blut	Nahrungsmittel mit B12 enthalten auch Cobalt
Eisen	basisch	Sauerstoffversorgung im Blut, Enzymproduktion, Blutbildung	Vollkorn, Hülsenfrüchte Hirse, Minze, Spinat, Sauerkraut, Obst, gleichzeitige Einnahme von Vitamin C erhöht Eisenaufnahme
Jod	sauer	Schilddrüse, Stoffwechsel	Meeresfische z. B. Seelachs, Alaska Seelachs, Kabeljau, Algen, Garnelen,

			Hummer, Krabben
Kalium	basisch	Blutdruck, Zellen, Nerven, Stoffwechsel, Muskeln	Hülsenfrüchte, Bananen, Weizengraspulver, Lupinen Eiweiß, Kartoffeln, Tomatenmark, Rosinen, Champignons, Käse, Fisch, Spinat
Kupfer	basisch	Immunsystem, Nerven, Abwehr, Produktion von Enzymen, Haut, Haare	Cashewkerne, Hirse, Gemüse, Haselnüsse, Krabben, Linsen, Vollkorn, Lupinen Eiweiß, Haferflocken
Magnesium	basisch	Alle Prozesse im Körper	Hanfsamen, Linsen, Dinkelvollkorn, Hirse, Mandeln, Hafer, Hülsenfrüchte, Bananen, Gemüse, Obst
Mangan	basisch	Schutz vor freien Radikalen, Blutzucker, Energieproduktion	Linsen, Vollkornreis, Brombeeren, Weizengraspulver, Haselnüsse, Haferflocken, Vollkorn, Heidelbeeren, Amaranth
Molybdän	basisch	Stoffwechsel, Enzymbildung	Buchweizen, Hülsenfrüchte, Spinat, Erdnüsse, Rotkohl, Honigmelone, Kakao, Knoblauch, Zander, Zwiebeln
Natrium	basisch	Wasserhaushalt, Aufnahme von Aminosäuren	Hier sollten gute Natursalze verwendet werden.
Phosphor	sauer	Knochen, Energiehaushalt, Zellen, Zähne, Blut	Haferflocken, Lupinen Eiweiß, Hülsenfrüchte, Hirse, Roggenmehl, Weißkohl, Reis. Seelachs, Vollkorn, Obst und Gemüse
Schwefel	sauer	Generell wichtig, Haare, Haut, Nägel	Hirse, Mohn, Kartoffeln, Erdnüsse, Kabeljau, Sesam, Lachs, Makrele, Haferflocken, Nüsse, Zwiebeln
Selen	basisch	Schutz vor freien Radikalen, Zellen,	Kokosnüsse, Paranüsse, Hirse, Fisch, Ei, Sesam,

		Enzymproduktion	Weizengraspulver, Kokosöl, Rosenkohl, Lupinen Eiweiß
Silicium	sauer	Zähne, Haare, Knochen, Gewebe, Nägel	Hirse, Erdnüsse, Hafer, Kartoffeln, Ei
Zink	basisch	Immunsystem, Wachstum, Wundheilung	Haferflocken, Linsen, Paranüsse, Vollkorn, Nüsse, Ei, Hirse, Kartoffeln, Obst&Gemüse

Zusätzliche Hinweise:

Jod

Schwierig ist es, den Jodbedarf zu decken. Mit zuviel Fisch den Bedarf decken zu wollen, ist keine gute Idee. Fisch ist zwar gesund, enthält aber viel tierisches Eiweiß (Säure). Außerdem sind viele Fische arm an Jod. Algen sind ebenfalls gesund, aber nicht jeder mag sie.

Zudem sollte auf den Jodgehalt geachtet werden, da zuviel ebenfalls ungesund ist. Eine unkomplizierte Methode ist das Zurückgreifen auf Tabletten aus getrockneten Algen (nicht zu verwechseln mit den Jodtabletten). Einen kleinen Teil kann man auch über die Einnahme von Korallenpulver (Sango Koralle) aufnehmen. Das Pulver ist zusätzlich reich an Magnesium und Calcium.

Sango Korallen Pulver

Die Sango Koralle stammt aus Japan. Genauer gesagt aus Okinawa, einer japanischen Insel. Dieses Gebiet ist unter anderem für die hohe Lebenserwartung ihrer Bewohner bekannt.

Die Sango Koralle enthält sowohl Magnesium als auch Calcium. Positiv ist auch die hohe Bioverfügbarkeit und das optimale Mischungsverhältnis von Calcium und Magnesium (2:1).

Das ist noch nicht alles: sie liefert zusätzlich noch viele weitere Mineralstoffe und Spurenelemente. Damit ist die Sango Koralle **optimal geeignet, um unsere Mineralstoffspeicher aufzufüllen.**

Vitamine B12, C und D3

Im Rahmen der basischen Ernährung sollten Sie zudem auf eine ausreichende Versorgung mit Vitamin B 12, D und C achten.

Vitamin D (Sonnenvitamin) und Vitamin B3 sind die einzigen Vitamine, die der Körper selbst bilden kann.

Dabei sollten Sie bedenken, dass Vitamin D nur von Anfang April bis Ende September vom Körper aufgenommen werden kann. In der dunklen Jahreszeit sollte man über die Einnahme von Vitamin D nachdenken.

Alle anderen Vitamine sollten in ausreichenden Mengen über die Nahrung oder als Nahrungsergänzungsmittel aufgenommen werden. Die Aufnahme über die Nahrung ist der Einnahme von Nahrungsergänzungsmitteln vorzuziehen. Wenn man doch zusätzliche Mittel einnimmt, sollte auf eine sehr gute Qualität geachtet werden.

Vitamin	Gut für:	Enthalten in:
B12 (Cobalamin), wasserlöslich	Blut, Haut, Nerven	Ei, Fisch, Spirulina, Chlorella-Alge
C (Ascorbinsäure), wasserlöslich	aktiviert Enzyme, Immunsystem, Psyche, antioxidativ	Gemüse, Obst, Sanddorn, Hagebutten
D3 (Calciferol), fettlöslich	Knochenbau, Calcium- und Phosphat-Haushalt	Sonnenvitamine, durch Sonnenlicht (UV-B) vom Körper produziert, fette Fische, Ei, Avocado

Wer unsicher ist, kann über eine Blutuntersuchung einen eventuellen Mangel feststellen lassen.

Wichtig: Bei der **vorwiegend vegetarischen** oder einer **veganen Ernährung** sieht dies allerdings etwas anders aus.

So sollte der Bedarf von Vitamin B 12 mit Hilfe von Nahrungsergänzungsmitteln (natürlicher Herkunft) gedeckt werden.

Eine andere Möglichkeit bietet die Chlorella Alge. Das Pulver kann man z. B. in Smoothies einrühren. Vitamin B 12 (nennenswerte Mengen) kommt fast ausschließlich in tierischen Lebensmitteln vor und der Körper kann auch immer nur kleine Mengen aufnehmen. Allein mit pflanzlichen Lebensmitteln lässt sich der Vitamin B12 Bedarf leider nicht decken.

Chlorophyll gut für die Gesundheit

Sie mögen's Grün? Das ist gut, denn grün essen ist sehr gesund. Chlorophyll ist der grüne Farbstoff der Pflanzen. Grünes Gemüse, Obst und Kräuter enthalten viel Chlorophyll und damit tun Sie sich definitiv etwas Gutes.

Verwenden Sie so oft wie möglich grünes Gemüse, Bereiten Sie sich frische Salate zu oder leckere grüne Smoothies.

Viel Chlorophyll ist in folgenden Lebensmitteln enthalten:

- Brennnesseln
- Brombeerblätter
- Chlorella

- Bärlauch
- Erbsen, grün
- Spinat
- Grünkohl
- Rucola
- Brokkoli
- Koriander
- Löwenzahn
- Petersilie
- Zucchini
- Wildpflanzen
- Kiwis und viele andere

Eine Alternative bieten auch Lebens- sowie Nahrungsergänzungsmittel z. B. Weizen- und Gerstengras oder auch Chlorella. Natürlich sollten Sie auch hier auf eine ausgezeichnete Qualität achten.

Vorteile von Chlorophyll:
- Gut für den Säure-Basen-Haushalt
- Chlorophyll hat eine entgiftende Wirkung
- Fördert die Ausleitung von Schwermetallen
- Kann das Immunsystem stärken
- Kann bei Arthritis positiv wirken
- Antioxidative Wirk-Kraft

Alleskönner Natron – Die gesunde „basische Bombe"

Natron ist allen bekannt, zumindest denen, die regelmäßig Backen. Allerdings sollte es nicht mit Backpulver verwechselt werden. Zusätzlich ist es ein gutes Hilfsmittel im Haushalt, aber Natron kann noch wesentlich mehr. Es ist gut für unsere Gesundheit. Natron ist ein uraltes Heilmittel!

Hinweis: Bei den folgenden Tipps sollte man unbedingt darauf achten, dass es sich um reines Natron (Natriumhydrogencarbonat) handelt. Es sollte keine Zusatzstoffe enthalten.

Natron ist in den meisten Drogerien und Supermärkten günstig erhältlich. Es ist eine natürliche Substanz, die im Jahre 1840 entdeckt wurde. Zuerst wurde sie nur von Bäckern verwendet. Dies änderte sich Anfang des 20. Jahrhunderts. Von da an kam Natron auch in Privathaushalten zum Einsatz. Auch diesmal zuerst in der Küche zum Backen für Kuchen und ähnliches.

Bald wurde erkannt, dass Natron eine Fähigkeit hat z. B. Erkältungen zum Abklingen zu bringen.

Was viele auch heute noch nicht wissen, Natron hat einen hohen ph Wert und ist damit basisch. So ist Natron in der Lage, die überschüssigen Säuren im Körper zu neutralisieren. Wie Sie bereits wissen, ist Übersäuerung ein Grund für viele verschiedene Symptome und Krankheiten. Durch das Neutralisieren der Säuren wird der Körper basischer und wir fühlen uns besser.

Verwendungsmöglichkeiten von Natrium für die Gesundheit sowie unser Wohlbefinden.

- Neutralisiert die Säuren im Körper und hilft so bei Übersäuerung
- Fußbad gegen müde und schmerzende Füße
- Hilft gegen Muskelkater
- Als Vollbad: hilft der Haut zu entschlacken und fördert die Durchblutung
- Hilft bei Erkältungen
- Natron zum Gurgeln gegen Halsschmerzen und Mundgeruch
- Mittel gegen Schweißfüße in Form von einem Fußbad
- Mittel gegen Unwohlsein und Völlegefühl nach schweren Mahlzeiten (1/2 TL auf ein Glas Wasser)
- Reinigungsmittel für weiche und glatte Gesichtshaut (hilft gegen Akne und Mitesser)
- Natron ins Kochwasser geben, macht schwer verdauliche Lebensmittel bekömmlicher
- Hilft als Mittel (äußere Anwendung) bei Insektenstichen

Leider verschwanden einfache und günstige Mittel mit der Verbreitung pharmazeutischer Mittel. Damit ging auch die Selbstverantwortung jedes einzelnen Menschen für die Gesundheit ein Stück weit verloren.

Wer Natron nun regelmäßig einnehmen möchte, kann sich an folgende Empfehlung halten:

- ½ TL Natron auf ein Glas Wasser (1 Stunde vor oder 2 Stunden nach dem Essen)

Mit der Einnahme sollte langsam begonnen werden.

1-mal täglich einen halben TL; dann kann der Bedarf nach und nach erhöht werden. Die passende Menge muss man selbst rausfinden, da dies von Mensch zu Mensch sehr unterschiedlich ist.

Hinweis: Natriumhydrogencarbonat kann man günstig (auch in großen Mengen, kiloweise) im Internet bestellen.

Fazit:

Natron kann sowohl im Alltag, als auch beim Basenfasten optimal zum Neutralisieren von Säuren eingesetzt werden.

Ist die Einnahme von Basenpulver empfehlenswert?

An dieser Stelle möchten wir kurz darauf hinweisen, dass Basenpulver keinen Ersatz darstellen für eine gesunde basenüberschüssige Ernährung. Sie sind durchaus mit Vorsicht zu genießen.

Sie enthalten oft viele chemische und synthetische Inhaltsstoffe. Zudem können sie zur Überdosierung einzelner Mineralien und Vitamine führen. Außerdem ist zu beachten, dass sie oft sehr hohe Mengen an Laktose enthalten.

Natürlich betrifft das nicht alle auf dem Markt befindlichen Produkte. Deshalb ist es wichtig, vor dem Kauf oder der Einnahme von Basenpulvern aufmerksam die Inhaltsangaben über enthaltene Stoffe und Zusatzstoffe zu lesen.

Gute Basenpulver helfen dem Körper (gemeinsam mit basenüberschüssiger Ernährung) **Säuren zu neutralisieren** und geben dem Körper die Mineralien, die ihm fehlen. Diese Basenpulver enthalten zusätzlich zum Natron oft auch:

- Magnesium,
- Calcium sowie
- Kalium

Wer keine Basenpulver verwenden will, kann auch zu **Sango Koralle oder zu Spirulina** greifen, denn sie erreichen einen ähnlichen Effekt. Diese beiden Mittel sind als Pulver und Tabletten erhältlich.

Trinken Sie ausreichend?

Ausreichend Trinken ist wichtig, da es ein wesentlicher Bestandteil der Entsäuerung und Entgiftung ist.

Was bedeutet eigentlich ausreichend trinken?

Hier eine ungefähre Orientierung:

Pro 25 kg Körpergewicht ca. 1 Liter Flüssigkeit. Das gilt natürlich nicht, wenn man körperlich schwer arbeitet und dabei viel schwitzt oder viel Sport treibt.

Nachfolgend möchten wir Ihnen einige Möglichkeiten zur Deckung des täglichen Bedarfs an Flüssigkeit im Rahmen einer basischen Ernährung vorstellen.

Wie wäre es mit Zitronenwasser?

Wir alle wissen, dass ausreichend trinken sehr wichtig ist. Wer sich basisch ernähren will, sollte unter anderem auf Kohlensäure verzichten. Nicht jeder mag aber stilles Mineralwasser. Deshalb dieser Tipp: Versuchen Sie es doch einmal mit Zitronenwasser.

Hier das Rezept:

- 200 ml Wasser
- 1 Bio-Zitrone

Das ist schon alles!

Wichtig: Es sollte unbedingt auf gute Qualität der Zutaten geachtet werden.

Wer hat, sollte frisches Quellwasser verwenden. Alternativ ist ein qualitativ hochwertiger Auf- oder Untertischfilter zu empfehlen. Damit spart man auch schon mittelfristig Geld und hat die eigene, frische Quelle direkt zu Hause am Wasserhahn.

Außerdem empfiehlt sich die Verwendung von Bio-Zitronen. So vermeiden Sie, dass Schad- und Zusatzstoffen in Ihr Getränk kommen.

Nun zu den vielen Vorteilen von Zitronenwasser:

- Fördert das Wohlbefinden
- Ist basisch, wird basisch verstoffwechselt
- Schnell zubereitet
- Enthält viel Vitamin C: Sie decken damit schon einen Teil des täglichen benötigten Vitamin C Bedarfs
- Ein Erfrischungsgetränk an heißen Tagen
- Zitronenwasser fördert die Verdauung
- Löst Harnsäure: dies wiederum ist gut, weil es Entzündungen vermeiden kann
- Unterstützt die Leber bei der Entgiftung
- Schützt vor Sodbrennen
- Gut für die Haut, da es eine antioxidative Wirkung hat

Zitronenwasser am besten morgens auf nüchternen Magen trinken (lauwarm ca. 35 Grad).

Hinweis: Allerdings möchte ich noch kurz erwähnen, dass Zitronenwasser den Zahnschmelz angreifen kann. Deshalb trinken Sie es mit einem Strohhalm und spülen Sie danach den Mund mit klarem Wasser nach.

Tee in der basischen Ernährung

Tee ist ein ausgezeichneter Durstlöscher. Sie sollten aber wissen, dass sich nicht jeder Tee eignet.

Hier eine kurze Übersicht:

Kräutertee

Gut für die basische Ernährung sind vor allem Kräutertees, da sie basisch verstoffwechselt werden. Sie eignen sich auch zum Basenfasten.

In erster Linie sind Kräutertees aus heimischen Kräutern zu empfehlen. Dazu zählen z. B. Scharfgarbe, Kamille, Brombeerblätter, Brennnesseln, Johanniskraut und viele andere. Die meisten dieser Tees sind auch als Heil-Tees bekannt. So trinken wir bei Husten zum Beispiel Huflattich Tee oder Melissen Tee am Abend - für eine schlaffördernde und beruhigende Wirkung.

Früchtetee

Diese Tees sind aufgrund ihrer schleimhautreizenden Wirkung eher nicht zu empfehlen. Auch Matetee ist ungeeignet für die basische Ernährung.

Gewürztee

Diese Tees sind auch unter dem Namen Yogi Tees bekannt. Sie stammen aus dem Ayurveda. Bei den echten Gewürztees handelt es sich um Tees, die wie der Name schon sagt, nur aus Gewürzen bestehen. Sie haben eine angenehme wärmende Wirkung. Hier sollte man genau auf die Zutatenliste sehen. Diese Tees sind gut für die basische Ernährung geeignet.

Fastentee

Bei Fastentees sollte unbedingt die Zutatenliste überprüft werden. Er sollte keine Früchte oder Rooibos enthalten.

Hinweis für die Zubereitung von Tee beim Basenfasten:

- Hier geht es mehr um das Zuführen von Flüssigkeit, weniger um einen intensiven Geschmack.
- Zu diesem Zweck sollten Sie nur 1 Teebeutel auf 1 Liter Wasser geben.

Fazit:

Der ideale Tee ist der Kräutertee, auch Haus-Tee genannt. Er sollte nur aus heimischen Kräutern bestehen. Es gibt zwei Möglichkeiten:

- Sie kaufen sich einen qualitativ hochwertigen Kräutertee.
- Wenn Sie einen Garten haben, können Sie Kräuter Ihrer Wahl anbauen und dann als Tee genießen. Diese Tees schmecken am besten.

Fruit infused water

Detox Wasser oder Fruit infused water ist eine ausgezeichnete Methode, um ausreichend Flüssigkeit zu sich zu nehmen. Das Beste daran: es ist auch noch gesund und lecker. Jeder findet garantiert einen für sich passenden Geschmack.

Die Zutaten geben Vitamine, Mineralien und Antioxidantien an das Wasser ab, die dem Körper zugeführt werden.

Es gibt viele verschiedene Kombinationen. Einige von Ihnen wirken sich besonders positiv auf unsere Gesundheit aus, z. B.:

- Zitrone für mehr Energie kurbelt den Stoffwechsel an
- Gurke wirkt erfrischend, besonders gut für ein Sommergetränk
- Rosmarin soll regenerierend wirken
- Beeren: stärken das Immunsystem und liefern eine leichte Süße

Und so einfach geht es:

Für das Fruit infused water mischt man einfach 1 Liter Wasser aus einem hochqualitativen Heim-Filtersystem, oder stilles Mineralwasser mit ca. 1 Handvoll der gewünschten Zutaten. Dann lassen Sie diese Mischung ein paar Stunden stehen, so kann es durchziehen. Anschließend können Sie dieses Getränk genießen.

Hier ein paar Zutaten die ideal sind:

- Obst, Gemüse und Kräuter
- Besonders gut schmecken
- Zitrone, Orange, Grapefruit, Gurke, Rosmarin, Minze und Beeren

Wichtig:

Achten Sie beim Einkaufen auf ausgezeichnete Qualität (Bio-Produkte).

Waschen Sie alle Zutaten für Ihr infused water sehr gründlich.

Hinweis:

Rezepte zum Thema Fruit infused water finden Sie im Rezeptteil.

Basische Körperpflege

Die Haut, das größte Organ des menschlichen Körpers, ist ebenfalls stark von den Folgen der Übersäuerung betroffen. In diesem Kapitel widmen wir uns deshalb der basischen Körperpflege.

Mit den unten aufgeführten Tipps helfen Sie Ihrer Haut das Säure-Basen-Gleichgewicht herzustellen, oder zu erhalten. Die basische Kosmetik unterstützt die Verbesserung des Hautbilds und regt die Selbstreinigungskräfte der Haut an.

Durch die regelmäßige Anwendung basischer Pflegeprodukte normalisiert sich trockene und fettige Haut. Dafür sorgen natürliche Inhaltsstoffe, der Verzicht auf chemische Zusatzstoffe, Farb- und Konservierungsstoffen sowie künstliche Duftstoffe.

Basenbad und Basenfußbad

Ein Basenbad ist entspannend und trägt zur Entsäuerung bei. Positiv ist auch, es muss nicht teuer sein, denn Sie können es selbst herstellen.

Durch das Basenbad wird der Säure-Basen-Haushalt positiv beeinflusst, die Haut wird angeregt sich selbst zu befetten und das saure Milieu wird neutralisiert.

Was brauchen Sie für ein Basenbad?

Natürlich eine Badewanne, Meersalz (nicht zwingend erforderlich) Calcium (Kalzium) und Natron. Durch das Natron wird das Wasser basisch. Calcium dagegen ist verantwortlich für das Binden der ausgeschiedenen Säuren.

Wer nicht gern badet oder keine Badewanne hat, kann sich ein basisches Fußbad gönnen. Die Dauer für ein Fußbad liegt zwischen 30 und 60 Minuten. Das Wasser sollte eine Temperatur von ca. 38 Grad haben. Basische Fußbäder können Sie sich mehrmals in der Woche gönnen.

Für ein Basenbad und das Fußbad sollten sie einen pH-Wert von 8,5 – 9,5 erreichen.

Die Menge des Natrons ist unterschiedlich, da sie von der Menge des Wassers (Größe der Badewanne) und dem pH-Wert des Leitungswassers abhängt.

Eine Durchschnittsbadewanne fasst ca. 120 Liter Wasser. Mit ungefähr 100 g Natron lässt sich ein Basenbad herstellen. Natron ist sehr günstig in jedem Supermarkt und allen Drogerien in verschieden Packungsgrößen erhältlich.

Calcium kann man ebenso in der Apotheke sehr günstig erwerben.

Für ein Basenbad lässt man erst einmal warmes Badewasser (ca. 38 Grad) einlaufen und löst danach das Natron im Wasser nach und nach auf. Mithilfe eines Teststreifens kann man dann den pH-Wert feststellen. Dann geben Sie das Calcium hinzu.

Ein Beispiel für die Anwendung:

Benötigt man 3 EL Natron, dann ist es ideal, 1 EL Calcium zu verwenden.

So, nun kann es losgehen. Für das optimale Ergebnis empfiehlt es sich, die Haut vor dem Bad gleichmäßig mit einer Bürste abzureiben. Dies reinigt die Haut, fördert die Durchblutung und reinigt sie sanft.

Optimal ist es, wenn man während des Bades eine weitere Massage mit der Bürste durchführt. So wird das Bindegewebe besser durchblutet.

Ein oder zweimal in der Woche können Sie ein Basenbad genießen. Die Dauer sollte zwischen 45 Minuten (mindestens) und maximal 2 Stunden liegen.

Ein Basenbad eignet sich auch zur Unterstützung während des Basenfastens.

Fazit:

Ein Basenbad lohnt sich auf jeden Fall. Es tut gut, entspannt, entsäuert und die Haut fühlt sich danach frisch und straffer an.

Basische Pflegeprodukte

Nun kommen wir zu den basischen Pflegeprodukte. Mit diesen Produkten kann man die Haut zusätzlich unterstützen. Diese Produkte können ergänzend zur basischen Ernährung eingesetzt werden. Sie pflegen und vitalisieren die Haut und helfen dem Körper überschüssige Säuren über die Haut auszuscheiden.

Basische Pflegeprodukte gibt es reichlich. Jeder sollte darauf achten, Produkte entsprechend dem Hauttyp auszuwählen.

Grundsätzlich sollten die Produkte möglichst wenige Inhaltsstoffe enthalten. Viele von ihnen lassen sich leicht und schnell selbst herstellen. Aber auch im Handel sind reichlich Produkte vorhanden.

Basische Körperpflege fördert zusätzlich die Ausscheidung von Säuren.

Hinweis: Im Internet gibt es viele Firmen die basische Pflegeprodukte verkaufen z. B. pH-Cosmetics, Greendoor, und Ovimed, um nur einige zu nennen.

Basische Duschgels, Shampoo und Pflegelotion

Nach dem Duschen mit einem Basischem Duschgel fühlt sich die Haut angenehm weich an. Außerdem können diese Produkte gegen ein zu schwaches Bindegewebe, Pickel, Rötungen und fade Haut wirken. Eine Duschlotion sollte einen pH-Wert von über 7,0 haben. Ein PH Wert von 7,4 für Duschlotion und Shampoo ist ideal. Bei Körperlotion und Gesichtscreme kann der pH-Wert etwas höher liegen.

Zu erwähnen wäre noch, dass auch basische Lippenpflege im Handel erhältlich ist.

Gesichts- und Körperpeeling

Basische Peelings sorgen für eine porentief reine Haut. Sie können diese Peelings leicht selbst herstellen. Für ein effektives Peeling eignet sich z. B. Meersalz oder grobes Natron.

Es empfiehlt sich ein Ganzkörper-Peeling vor dem basischen Vollbad vorzunehmen. So wird der Körper optimal auf das Baden und ausschwemmen von Säuren vorbereitet.

Basisches Deodorant

Auf der Grundlage von basischen Mineralien können Sie auch ein Deodorant benutzen. Diese Pflegeprodukte verhindern aufgrund ihres basischen pH-Wertes die Ansiedlung von Bakterien und damit unangenehme Gerüche.

Gesichtsmaske

Auch eine basische Maske tut dem Gesicht, Hals und Dekolleté gut. Neben einem basischen Salz können Sie der Maske, je nach Belieben, weitere wertvolle Stoffe (Aloe Vera, Teebaumöl usw.) zugeben.

Zahnpasta

Basische Zahnpasta ist ebenfalls erhältlich. Hier liegt der pH-Wert bei ca. 7,5.

Fazit:

Mit basischen Pflegeprodukten kann man seinen Körper zusätzlich unterstützen. Im Internet gibt es viele Shops für basische Produkte.

Sanfter Umstieg – Schritt für Schritt zum Erfolg

Sicher haben einige von Ihnen schon den einen oder anderen Versuch unternommen Ihre Ernährung umzustellen. Aus eigener Erfahrung wissen wir, dass dies nicht ganz so einfach ist. Aber es ist möglich und es lohnt sich. Zu diesem Zweck finden Sie im Anschluss eine kurze Anleitung, die es Ihnen leichter machen soll.

Auch scheinbar kleine Schritte können sehr positive Ergebnisse erzielen. Diese werden Ihre Motivation deutlich erhöhen und so steht einer dauerhaft gesunden Ernährungsweise nichts mehr im Wege.

Es ist lediglich eine Orientierungshilfe für den Umstieg auf eine basenüberschüssige Ernährung.

Integrieren Sie diese Tipps nach und nach in Ihre momentane Ernährung und tun sie sich damit etwas Gutes.

Die ersten kleine Schritte

Wenn Sie sich zum ersten Mal mit basischer Ernährung befassen, empfehlen wir Ihnen zunächst, mit diesen kleinen Schritten anzufangen. Langsam umstellen ist gut für Körper und die Psyche.

Empfehlenswert ist eine Umstellung über einen Zeitraum von mindestens 2 Wochen. Länger ist auch in Ordnung und kann sinnvoll sein.

Ihre ersten kleine Schritte:

– Integrieren Sie erst einmal mehr basische Lebensmittel in Ihren täglichen Speisplan

   o Ein Beispiel: anstelle eines großen Schnitzels essen sie einfach ein kleines und dafür mehr Gemüse als gewohnt; oder als Ergänzung einen Salat.
   o Ergänzen Sie das Brötchen mit Wurst oder Marmelade mit etwas Obst (ein paar Scheiben Gurke oder ein Apfel).

– Reduzieren Sie den Kaffee nach und nach.
– Wenn Sie gern Kuchen essen, dann reicht vielleicht auch 1 Stück; oder statt kalorienreicher Sahnetorte ein Stück Obstkuchen.

So geht's weiter: Sofort umsetzbare Praxis-Tipps!

Trinken:

1. Überprüfen Sie Ihre Trinkmenge. Ausreichend Trinken ist ein wichtiger Grundsatz. Versuchen Sie 1,5 – 2 Liter hochwertiges Trinkwasser (mit hohem Gehalt an Hydrogencarbonat) zu trinken.
2. Reduzieren Sie, wenn nötig/möglich, den Kaffeekonsum – maximal 2 Tassen pro Tag. Probieren Sie es doch mal mit Lupinen Kaffee. Kräuter- und Gewürztees sind basisch und eventuell auch eine Alternative.
3. Frisch gepresster Saft ist in Ordnung.

Vermieden werden sollten:

- Kohlensäurehaltige Getränke
- Direktsaft oder Saftkonzentrat
- Alkohol (sollte so wenig wie möglich getrunken werden).

Gemüse

Essen Sie jeden Tag ausreichend Gemüse. Es gibt viele Möglichkeiten Gemüse zu genießen. Viele Gemüse (Rettich, Karotten, Radieschen, Gurken usw.) eignen sich wunderbar als Snack für zwischendurch.

Auch gedämpft, gekocht oder gebacken lässt sich Gemüse schmackhaft zu bereiten. Salate bringen ebenfalls Abwechslung.

Obst

Obst lässt sich ebenfalls toll in den Alltag integrieren. Eine Menge von 400 bis 500 g Obst ist leicht zu schaffen. Empfehlenswert ist, Obst separat als Mahlzeit zu essen, das bietet sich vielleicht am Nachmittag als Zwischenmahlzeit an.

Mögen Sie Frucht-Smoothies? Dann ist das vielleicht auch eine Möglichkeit Obst zu essen.

Hinweis: Achten Sie darauf, dass der Speiseplan nicht ausschließlich aus Obst besteht. Denn dann nehmen Sie zu viel Fruchtzucker zu sich und dies ist auch nicht zu empfehlen. 2 Handvoll Obst am Tag ist super!

Wichtig: Säurebildende Lebensmittel sollten Sie möglichst nicht separat essen, sondern immer mit basischen Lebensmitteln ergänzen.

Nüsse und Nussmischungen

Eine Alternative zum Knabbern – Nüsse. Diese können Sie jeden Tag genießen. Essen Sie ruhig jeden Tag Nüsse, wobei Mandeln bevorzugt werden sollten, da sie basisch sind.

Nüsse sind gute Säurebilder und sollten aufgrund vieler positiver Eigenschaften auf unseren Körper in die Ernährung integriert werden. Mischen Sie verschiedene Nüsse mit Mandeln und wenn sie mögen, mit ein paar Rosinen oder Gojibeeren.

Fertiggerichte

Nun ist es Zeit Fertigprodukte von Ihrem Speiseplan zu verbannen. Sie enthalten meist keine gesundheitsfördernde Stoffe. Sie sind reich an Zucker, Geschmacksverstärkern, Konservierungsstoffen usw.

Fleisch und Wurst

Schränken Sie Ihren derzeitigen Fleischverzehr ein. Fangen Sie erst einmal mit kleinen Portionen an und reduzieren Sie dann auf 1-2 mal die Woche.

Auf Wurst sollte man, wenn möglich verzichten.

Wichtig: Essen sie zu säurebildenden Lebensmitteln immer basische dazu.

Fisch

Gönnen Sie sich ab und an qualitativ hochwertigen Fisch, natürlich in kleinen Mengen. Fisch enthält wichtige Nährstoffe wie Vitamine und gesunde Fettsäuren.

Milch und Milchprodukte

Diese Produkte sollten nun stark reduziert werden, bis Sie soweit sind, dass sie darauf verzichten können.

Ausnahmen bilden neutrale Lebensmittel, wie Butter, Sahne und Ghee (natürlich in kleinen Mengen).

Hier hat man die Möglichkeit zu Alternativen zu greifen. Hafer, Kokos- und Mandeldrinks sind lecker und können Milchprodukte gut ersetzen.

Hinweis: Soja-Produkte sind auch eine Alternative. Diese sollten in qualitativ hochwertiger Form und nur in überschaubaren Mengen benutzt werden.

Süßigkeiten und Kuchen

Diese Produkte sind sicher für viele schwer zu ersetzen. Alternativen sind frisches Obst, etwas Trockenobst oder Nüsse.

Sie haben auch die Möglichkeit, Gummibärchen selbst zu machen (ohne Zusätze), nur aus frischem Saft und Agar Agar.

Schokolade mit hohem Kakaoanteil ist in kleinen Mengen sogar gesund.

Sie wollen auf Kuchen und süße Teilchen nicht verzichten? Kein Problem, backen Sie selbst unter Verwendung gesunder Zutaten.

Ideen finden Sie im Rezeptteil.

Bonusteil:
Detox-Entsäuerungs-Kur:
Jetzt Basenfasten!

Der Begriff Detox bedeutet nichts anderes als Entgiftung. Vom Prinzip ist das nichts Neues, solche Entgiftungskuren gibt es schon sehr lange.

Durch die ungesunde Lebensweise (falsche Ernährung, Bewegungsmangel, Stress, Umweltfaktoren usw.) ist das Thema nur mehr in den Fokus gekommen.

Neben der Entgiftung findet auch eine Entsäuerung statt. Hierdurch erzielen Sie direkt zweifach eine positive Wirkung und unterstützten Ihre Umstellung auf basische Ernährung in idealer Form.

Das sollten Anfänger einer Detox Kur wissen:

- Ideal ist zunächst eine Kur von 3 Tagen
- Fangen Sie die Kur an einem Samstag an
- In dieser Zeit können vermehrt Kopfschmerzen, Müdigkeit, oder Gereiztheit auftreten.
- Viel Bewegung an frischer Luft (Sport, Spaziergänge)
- Entspannung ist ebenfalls wichtig, z. B. mit Yoga, Qigong, Pilates …
- Schlafen Sie ausreichend

Generell soll verzichtet werden auf:

- Zigaretten
- Alkohol und
- Kaffee

Wissenswertes für Ihre Detox Kur

Essen Sie ausgewogen und abwechslungsreich. Nur so können Sie Mangelerscheinungen vermeiden. Essen Sie in dieser Zeit vorwiegend basische Lebensmittel. Wer eine längere Detox Kur machen möchte, sollte vorher mit seinem Heilpraktiker oder Arzt darüber sprechen.

Am Rande soll noch erwähnt werden, dass es natürlich auch möglich ist, eine Kur in einer Klinik zu buchen. Diese Kuren sind allerdings nicht ganz billig.

Das wichtigste zuerst:
Schwangere, sowie Stillende und Menschen mit Essstörung sollten auf Detox Kuren verzichten.

Für alle anderen gilt:

- **Trinken Sie viel Wasser**
  Trinken Sie vor jeder Mahlzeit 1 Glas Wasser, so können die Giftstoffe besser ausgespült werden. Morgens nach dem Aufstehen beginnen Sie mit einem großen Glas lauwarmem Wasser mit Zitrone oder Ingwer. Trinkmenge pro Tag: ca. 2 – 3 Liter
- **Unterstützen Sie die Entgiftung mit grünem Tee**
- **Verzichten Sie auf tierische Produkte während der Detox-Kur**
  Tierisches Eiweiß führt zur Übersäuerung des Körpers.
- **Essen Sie unverarbeitete Lebensmittel**
  Naturbelassene Lebensmittel (nicht gekocht) reinigen besser. Ideal sind Obst und Gemüse aus der Region (vom Bio-Bauern). Diese sind frei von Pestiziden und künstlichen Zusatzstoffen.
- **Essen Sie reichlich Gemüse und Obst.**
  Gemüse und Obst enthalten reichlich Vitamine, Mineralstoffe und sekundäre Pflanzenstoffe.
  Wichtig: Alle verwendeten Lebensmittel sollten Bio-Qualität haben und nicht über 42 Grad erwärmt werden.
- **Genießen Sie grüne Smoothies**
  Grüne Gemüse sind besonders reich an Antioxidantien, Vitaminen und Mineralstoffen. Außerdem sind sie reich an Chlorophyll: dieser Pflanzenfarbstoff wirkt blutreinigend.
  Ein zusätzliches Plus: Beim Trinken von Smoothies können größere Mengen Gemüse aufgenommen werden.

Extra Tipp: Gönnen Sie sich während der Kur hin und wieder ein Glas frischen Granatapfelsaft. Er ist reich an Ellagsäure. Diese aktiviert die Enzyme zur Entgiftung. Auch alle anderen frisch gepressten Säfte sind gut geeignet.

Mit einem Basenbad können Sie für zusätzliche Entsäuerung und Entspannung während der Kur sorgen.

Verzichten Sie auf folgende Lebensmittel

Weißmehl, Alkohol, Zucker, Koffein, Milch, Fleisch, Eier, Fast Food und verarbeiteten Säften aus dem Supermarkt - sowie Konserven.

Dauer einer Detox Kur:

3 Tage sollten es schon sein

3 Tage sind das Minimum, um Giftstoffe erfolgreich aus dem Körper auszuleiten. Das ist auch die empfohlene Zeit für Anfänger. Durch die ausschließlich basische Ernährung scheidet der Körper vermehrt Säuren aus und so kann der Stoffwechsel und der Darm entlastet werden.

Ausweitung auf 5–7 Tage

Wer 3 Tage ohne Probleme überstanden hat, wird mit der Verlängerung auf 5 oder sogar 7 Tage keine Probleme haben und kann dies dann gern tun.

Die Detox-3-Tage Kur

3 Tage mit Smoothies, voller Power, frischen, bunten Salaten, gesunden basischem Suppen und viel Ruhe.

Zum Frühstück gibt es einen Smoothie, zu Mittag einen frischen Salat und zum Abendessen eine gesunde Suppe.

Wer zwischendurch Hunger hat, kann einen weiteren Smoothie (siehe Rezepte), frisches Gemüse oder eine Gemüsebrühe genießen.

Die Rezepte reichen für 3 Tage. Wer die Dauer auf 5 Tage ausdehnen will, kann entweder noch einmal mit Tag 1 beginnen oder Rezepte aus dem Rezeptteil verwenden. Dabei sollten Sie darauf achten, nur Rezepte aus dem Rezept-Teil mit 4 Daumen - 👍👍👍👍 - zu verwenden.

Weiterführende Erklärungen zu den Nährwerten folgen bevor der Rezept-Teil startet!

Im Anschluss finden Sie:

- einen Speiseplan
- einen Einkaufszettel, für alles was Sie für die nächsten 3 Tage benötigen
- Rezepte für 3 Tage

Hinweis: Eine Detox Kur eignet sich auch gut vor den Feiertagen (z. B. Weihnachten), nach den Feiertagen, vor dem Urlaub oder auch im Frühjahr.

In diesem Sinne viel Erfolg und gutes Gelingen!

Speiseplan und Einkaufszettel

Tag 1	Frühstück	Grapefruit Kiwi Smoothie
	Mittag	Feldsalat mit Rote Bete
	Abendessen	Süßkartoffelsuppe mit Mango

Tag 2	Frühstück	Avocado Wildkräuter Smoothie
	Mittag	Spitzkohl Tomaten Salat mit Nüssen
	Abendessen	Karottensuppe

Tag 3	Frühstück	Green Smoothie mit Apfel
	Mittag	Fruchtiger Chinakohl Salat
	Abendessen	Erbsen Lauch Suppe

Einkaufszettel für 2 Personen für die 3 Tage Detox-Kur:

Einmal einkaufen - für alle 3 Tage. Wenn möglich, Bio Ware.
So sparen Sie Zeit und können sich viel Ruhe gönnen.

Obst
2 Bananen, 2 pink Grapefruit, 2 Kiwis, 1 Mango, 2 Limetten, 2 Avocados, 2 Apfel, 2 Zitronen

Gemüse
400 g Feldsalat, 1 Rote Bete (mittelgroß), Staudensellerie, 8 Zwiebeln, 2 Knoblauchzehen, Wildkräuter oder Spinat, 1 Süßkartoffel (mittelgroß), 1 Gurke, 1 Spitzkohl, 1 rote Paprika, 100 g kleine Tomaten, 350 g Karotten, 1 Petersilienwurzel, 200 g Kartoffeln, Rucola, 1 Chinakohl, 500 g Lauch, 300 g TK Erbsen, 250 g Sellerie, 200 g Pastinake, 4 Tomaten, 1 Ingwerknolle

Sonstiges
Apfelessig (naturtrüb), Spirulina (optional), Xylit, 1 Glas Mandelmus (ungesüßt), Sonnenblumenkerne, Walnüsse oder Haselnüsse, Mandelblättchen, Olivenöl, Leinöl, Kokosblütensirup, Meersalz, Gemüsebrühe, schwarzer Pfeffer, Pfeffer- und Pimentkörner, Chili, Curry, Mandel Cuisine,

Kräuter
Schnittlauch, Petersilie, Estragon, Minze, Rosmarin, Thymian,

Hinweise zum Rezepte-Teil

Was bedeuten die Daumen unter dem Rezepttitel?

👍👍👍👍	Basisch	Detox Rezepte + Rezeptteil
👍👍👍	vorwiegend basisch	Rezepte 75 % basisch + 25 % gute Säurebilder*
👍👍	neutral	Rezepte 50% basisch + 50% gute Säurebilder*
👍	sauer	Keine Rezepte in diesem Buch

Eine komplett basische Ernährung auf lange Zeit ist nicht sinnvoll, deshalb sind viele Rezepte mit guten Säurebildern angereichert.

Was ist sonst noch zu beachten:

- Die Zubereitungszeiten der Rezepte **sind Richtwerte.**
- Bei der Auswahl der **Gemüsebrühe** sollten Sie darauf achten, dass sie **hefefrei** und **zuckerfrei** ist.
- Die **Flüssigkeitsangaben bei Suppen** sind nur ein **Anhaltspunkt** und können individuell angepasst werden.
- Jedes Rezept sollte **individuell abgeschmeckt** werden.
- **Kartoffeln, Reis** und **Nudeln** je **nach Vorlieben garen.**
- **Alle in den Rezepten** verwendeten **Zutaten nur so lange garen wie nötig**, um die meisten **Nährstoffe zu erhalten.**
- Es ist sinnvoll nur **hochwertige kaltgepresste Öle zu verwenden.**
- **Mineralstoffe** werden beim Kochen nicht zerstört, da sie **hitzebeständig** sind. Allerdings sollten Sie beachten, beim Kochen **nicht zu viel Wasser** zu **verwenden**, da sonst die Mineralstoffe in das Kochwasser übergehen und im ungünstigsten Fall keine Verwendung finden.
- **Dampfgaren, dünsten, dämpfen** oder so wenig Wasser wie möglich verwenden.
- **Roh essen ist** natürlich noch wesentlich **gesünder.** Allerdings ist dies bei einigen Lebensmitteln nicht möglich (z. B. Bohnen, Auberginen und anderes).
- Die Nährwertangaben – Kohlenhydrate (KH), Eiweiß (EW), Fett (F) & Kalorien sind **Mengenangaben für zwei Personen!**

Sie werden sehen, viele Rezepte im Buch haben relativ wenig Kalorien. Dafür gibt es eine einfache Erklärung: Basische Produkte sind meist pflanzlicher Natur und haben weniger Kalorien wie tierische Produkte. Auch wenn es in diesem Buch nicht der Hauptzweck ist, lässt sich damit auch gut Gewicht reduzieren. Wer sich für die basenüberschüssige Ernährung entscheidet, muss aber nicht hungern. 3 -5 Mahlzeiten am Tage sind gut. Wer am Mittag zum Beispiel nur einen Salat isst, kann sich bei Bedarf natürlich gern etwas basisches Brot oder auch ein Dessert nach dem Essen gönnen. Vielfältige Rezepte sind im Buch vorhanden.

Keine Bilder im Buch?

Vielleicht fragen Sie sich, warum dieses Buch keine Rezeptfotos beinhaltet. Die Entscheidung, dass wir Bücher ohne Bilder veröffentlichen, hat folgende Bewandnis:

1. Druckkosten: Kochbücher mit Bildern sind wesentlich dicker und mit jedem Bild steigen die Druckkosten weiter. Dazu möchten wir, dass den Büchern eine gewisse Handlichkeit und Praktikabilität in der Küche nicht verloren geht.

2. Wir fanden, dass die Bilder häufig keinen wirklichen Mehrwert fürs Kochen bieten. Und häufig ist man auch ein wenig enttäuscht, wenn das Nachgekochte anders aussieht, als auf den Bildern. Obwohl es genauso gut schmeckt.

Die Detox-3-Tage Kur

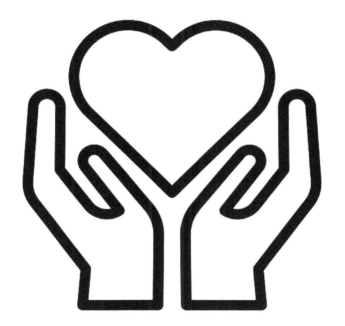

Grapefruit Kiwi Smoothie

👍👍👍👍

KH 115,2 g | EW 20,2 g | F 21 g | Kalorien 807

Zubereitungszeit: ca. 10 Minuten
Portionen: 2
Schwierigkeit: einfach

Zutaten:

- 1 Stück Ingwer, nach Belieben
- 2 Kiwis
- 2 pink Grapefruit, mittelgroß
- 1 Bio Banane
- 1 TL Spirulina, optional
- 2 EL Mandelmus, ungesüßt
- Xylit, nach Belieben
- Wasser, nach Bedarf

Zubereitung:

1. Ingwer sehr dünn schälen oder die Schale mit einem Löffel abkratzen und hacken.
2. Kiwis von der Schale befreien und klein schneiden. Eine Grapefruit schälen und klein schneiden, die andere Grapefruit mithilfe einer Zitruspresse auspressen.
3. Banane schälen und in Stücke zerteilen.
4. Das Obst zusammen mit dem Ingwer, Spirulina, Mandelmus und bei Bedarf Xylit in einen Mixer geben und solange mixen bis eine cremige Masse entstanden ist.
5. Den Smoothie auf zwei Gläser aufteilen und sofort genießen.

Hinweis: Der Smoothie sollte zeitnah getrunken werden, nur so ist der volle Nährstoffgehalt garantiert. Spirulina ist gut zur Entschlackung und Entsäuerung geeignet.

Feldsalat mit Rote Bete

KH 20,9 g | EW 10,2 g | F 30,3 g | Kalorien 417

Zubereitungszeit:	ca. 10 Minuten + Garzeit für die Rote Bete
Portionen:	2
Schwierigkeit:	normal

Zutaten:
- 100 g Bio Rote Bete, frisch
- 200 g Feldsalat
- 1 rote Zwiebel, klein

Für das Dressing:
- 1 EL Bio Apfelessig, naturtrüb
- Himalaja Salz oder Meersalz, nach Bedarf
- 1 TL Xylit oder Kokosblütensirup
- Pfeffer
- 1 TL Mandelmus, ungesüßt
- 2 ½ EL Olivenöl, qualitativ hochwertig
- 1 EL Sonnenblumenkerne
- Schnittlauch und Petersilie, frisch

Zubereitung:
1. Rote Bete waschen, schälen, in einem Topf mit etwas Wasser geben und bissfest garen.
2. Anschließen abtropfen und etwas abkühlen lassen.
3. In der Zwischenzeit das Dressing aus Essig, Himalaja Salz, Xylit, Mandelmus und Öl zubereiten, mit Pfeffer abschmecken.
4. Die Sonnenblumenkerne in einer Pfanne ohne Öl rösten. Die ausgekühlte Rote Bete in Würfel schneiden.
5. Feldsalat putzen, waschen und trocknen.
6. Zwiebeln abziehen und in kleine Würfel schneiden. Petersilie und Schnittlauch waschen, trocknen und klein schneiden.
7. Feldsalat und Rote Bete in eine Schüssel geben, mit dem Dressing mischen und auf zwei Teller verteilen.
8. Den Salat mit den Kräutern bestreuen und die gerösteten Kerne gleichmäßig darüber verteilen.

Hinweis: Wenn es schnell gehen soll, kann man auch die vorgegarte Rote Bete verwenden. Eine weitere Möglichkeit ist mehr zu kochen und sie dann einfrieren.

TIPP: Anstelle von Apfelessig kann auch Zitrone oder Limette verwendet werden.

Süßkartoffelsuppe mit Mango

KH 50,5 g | EW 4,2 g | F 3,2 g | Kalorien 279

Zubereitungszeit:	ca. 20 Minuten
Portionen:	2
Schwierigkeit:	normal

Zutaten:

- 1 Zwiebel, klein
- 1 Knoblauchzehe
- 1 Stück Bio Ingwer
- Olivenöl
- 1 Süßkartoffel, mittelgroß
- ½ Mango
- Gemüsebrühe, nach Bedarf
- Chili, nach Bedarf
- ½ TL Currypulver
- 1 Bio Limette oder Zitrone
- Estragon oder Schnittlauch zum Garnieren

Zubereitung:

1. Zwiebel abziehen und klein schneiden. Knoblauch schälen und fein hacken.
2. Ingwer gründlich waschen und hacken. In einer Pfanne Öl erhitzen und die Zwiebeln glasig andünsten, Knoblauch und Ingwer dazugeben und kurz dünsten.
3. In der Zwischenzeit die Süßkartoffel schälen und in Stücke schneiden, anschließend zu den Zwiebeln in die Pfanne geben und mit Gemüsebrühe ablöschen. Limette waschen, von einer Hälfte Abrieb herstellen und dann auspressen.
4. Zwischenzeitlich die Mango von Schale und Kern befreien und die Hälfte zerkleinern.
5. Wenn die Süßkartoffel weich ist, die Mango dazugeben und pürieren.
6. Nochmal erwärmen und mit Chili, Limettensaft, Abrieb und Curry abschmecken.
7. Estragon und Schnittlauch waschen und klein schneiden.
8. Die Suppe auf zwei Teller verteilen und mit den Kräutern garnieren.

Hinweis: Die halbe Mango im Kühlschrank aufbewahren und am nächsten Morgen für den Smoothie verwenden.

TIPP: Wer will, kann noch ein paar Kokos Chips rösten und auf die Suppe geben.

Avocado Wildkräuter Smoothie

👍👍👍👍

KH 30,4 g | EW 8,9 g | F 43,3 g | Kalorien 585

Zubereitungszeit: ca. 10 Minuten

Portionen: 2

Schwierigkeit: normal

Zutaten:

- ½ Mango
- 60 g Staudensellerie
- 40 g Wildkräuter oder Baby Spinat
- ½ Bio Gurke
- 1 Avocado
- Minzblätter, nach Belieben, optional
- 1 TL Spirulina, optional
- 1 Bio Limette

Zubereitung:

1. Mango schälen, von Schale und Kern befreien und eine Hälfte klein schneiden oder die halbe Mango vom Vortag verwenden. Staudensellerie putzen und die entsprechende Menge klein schneiden.
2. Wildkräuter waschen, trocknen und zusammen mit der Mango und dem Sellerie in einen Hochleistungsmixer geben und pürieren.
3. Gurke waschen und in Stücke schneiden, Avocado halbieren, Schale und Kern entfernen und mit der Gurke in den Mixer geben.
4. Minze waschen und die Blättchen abzupfen, Limette halbieren und auspressen und mit dem Spirulinapulver und bei Bedarf Wasser zum Gemüse geben und alles kräftig mixen.
5. Auf zwei Gläser aufteilen und schluckweise genießen.

TIPP: Dazu können Sie eine Tasse Kräutertee genießen.

Spitzkohl Tomaten Salat mit Nüssen

KH 24,3 g | EW 12,6 g | F 79,4 g | Kalorien 878

Zubereitungszeit: ca. 10 Minuten
Portionen: 2
Schwierigkeit: normal

Zutaten:

- 250 g Bio Spitzkohl
- 1 kleine Zwiebel, rot oder 1 Lauchzwiebel
- 1 Bio Paprika, rot
- 100 g kleine Bio Tomaten
- 2 EL Olivenöl
- 2 EL Leinöl oder Nussöl
- 4 EL Apfelessig, naturtrüb
- Meersalz
- Kokosblütensirup, nach Belieben
- Schnittlauch oder Petersilie
- 2 EL Walnüsse oder Haselnüsse

Zubereitung:

1. Spitzkohl putzen (äußere Blätter und Strunk entfernen). Danach die gewünschte Menge Blätter abschneiden, waschen, trocknen und in Streifen schneiden.
2. Zwiebel abziehen und klein schneiden. Paprika waschen, halbieren, Kerne und Stielansatz entfernen und ebenfalls in Streifen schneiden.
3. Tomaten waschen, bei Bedarf halbieren.
4. In einer Pfanne ohne Öl die Nüsse rösten (eventuell vorher hacken).
5. Aus Olivenöl, Lein- oder Nussöl, Apfelessig, Salz und Kokosblütensirup ein Dressing zubereiten.
6. Alle Salatzutaten in eine Schüssel geben, das Dressing dazugeben und gut mischen.
7. Kräuter waschen, trocknen und hacken.
8. Auf zwei Tellern anrichten, Kräuter darüber streuen und die gerösteten Nüsse gleichmäßig über dem Salat verteilen.

Hinweis: Kokosblütensirup kann durch Xylit ersetzt werden.

TIPP: Anstelle von Spitzkohl kann man auch Eisbergsalat verwenden.

Karottensuppe

👍👍👍👍

KH 58 g | EW 14,6 g | F 12,8 g | Kalorien 447

Zubereitungszeit: ca. 20 Minuten
Portionen: 2
Schwierigkeit: einfach

Zutaten:

- 200 g Bio Karotten
- 1 kleine Zwiebel
- 1 Petersilienwurzel
- 200 g Kartoffeln
- 440 ml Gemüsebrühe, hefefrei
- Rucola, nach Belieben
- Meersalz und schwarzer Pfeffer
- Muskatnuss, optional
- 2 TL Mandelblättchen

Zubereitung:

1. Karotten waschen und mit einem Sparschäler schälen. Petersilienwurzel putzen und waschen. Beides in Stücke schneiden.
2. Kartoffel schälen und klein schneiden. Zwiebel abziehen und klein hacken.
3. In einem Topf das Öl erhitzen und die Zwiebel darin anschwitzen, das Gemüse und die Kartoffeln dazugeben und kurz anbraten. Anschließend die Gemüsebrühe aufgießen und alles köcheln lassen, bis die gewünschte Konsistenz erreicht ist.
4. In der Zwischenzeit Rucola waschen, trocknen, Stiele abschneiden und hacken.
5. Mandelblättchen in einer Pfanne ohne Öl anrösten.
6. Wenn das Gemüse gar ist, mit einem Pürierstab oder dem Standmixer pürieren.
7. Auf zwei Teller verteilen und mit dem Rucola und den Mandelblättchen garnieren.

TIPP: Wer keine Petersilienwurzel hat oder mag, kann diese durch eine Pastinake oder eine zusätzliche Karotte ersetzen. Anstelle von Rucola können Sie auch Petersilie verwenden.

Wer will, kann noch einen Knoblauch oder etwas Curry in die Suppe geben.

Green Smoothie mit Apfel

👍👍👍👍

KH 35,9 g | EW 8,6 g | F 64,8 g | Kalorien 786

Zubereitungszeit: ca. 10 Minuten

Portionen: 2

Schwierigkeit: einfach

Zutaten:

- ½ Bio Salatgurke
- 2 Handvoll Feldsalat oder Brunnenkresse
- 1 Avocado
- 1 Bio Apfel, grün
- Kräuter z. B. Petersilie, Estragon, Schnittlauch
- 1 TL Olivenöl
- 1 EL Leinöl
- 2 TL Zitronensaft
- 1 Prise Meersalz
- schwarzer Pfeffer, optional

Zubereitung:

1. Gurke waschen und die Hälfte klein schneiden, Feldsalat putzen, waschen und zusammen mit der Gurke in den Mixer geben. Avocado von Schale und Kern befreien und in Stücke schneiden,
2. Zitrone halbieren, auspressen und mit etwas Saft die Avocado beträufeln. Apfel waschen, Kernhaus entfernen, zerteilen und mit der Avocado in den Mixer geben.
3. Kräuter waschen, trocknen und hacken.
4. Leinöl, Olivenöl, Salz, Zitronensaft und etwas Pfeffer sowie die Kräuter ebenfalls zum Gemüse geben und kräftig mixen. Wasser dazugeben und noch einmal kurz mixen. Auf zwei Gläser verteilen und schluckweise genießen.

TIPP: Dazu können Sie eine Tasse Kräutertee genießen.

Fruchtiger Chinakohl Salat

👍👍👍👍

KH 44,1 g | EW 6,3 g | F 61,6 g | Kalorien 767

Zubereitungszeit:	ca. 10 Minuten
Portionen:	2
Schwierigkeit:	normal

Zutaten:

- 1 Bio Apfel
- 1 kleine Bio Banane
- ½ Chinakohl
- 1 Bio Zitrone
- Kokosblütensirup, nach Belieben
- 4 EL Bio Rapsöl oder Olivenöl
- Pfeffer und Himalaja Salz
- Petersilie, frisch

Zubereitung:

1. Apfel waschen, Kernhaus entfernen und in Würfel oder mundgerechte Stücke schneiden.
2. Zitrone halbieren und auspressen, Banane schälen und in dünne Scheiben schneiden. Die Banane und den Apfel mit etwas Zitronensaft beträufeln (verhindert, dass das Obst braun wird).
3. Chinakohl von den äußeren Blättern und dem Strunk befreien. Ein paar Blätter abmachen, waschen, trocknen und in Streifen schneiden.
4. Aus Zitronensaft, Salz, Pfeffer und Kokosblütenzucker ein Dressing bereiten
5. Petersilie waschen, trocknen und hacken.
6. Apfel, Banane und Chinakohl in eine Schüssel geben, durchmischen und das Dressing darüber verteilen.
7. Vor dem Servieren den Salat noch einmal mischen auf zwei Teller verteilen und mit der Petersilie garnieren.

Hinweis: Wer keine Bananen mag, kann Sie weglassen.

TIPP: Anstelle von dem Apfel kann man auch eine Orange filetieren und zum Salat geben werden.

Erbsen Lauch Suppe

KH 49,1 g | EW 29 g | F 20,5 g | Kalorien 543

Zubereitungszeit:	ca. 20 Minuten
Portionen:	2
Schwierigkeit:	einfach

Zutaten:

- 250 g Bio Lauch
- 1 Knoblauchzehe
- 1 EL Olivenöl
- 300 g Erbsen, grün, TK
- ½ l Gemüsebrühe
- 4 EL Mandel Cuisine
- Pfeffer zum Abschmecken
- Schnittlauch nach Bedarf
- Petersilie nach Bedarf

Zubereitung:

1. Lauch waschen und in Ringe schneiden. Knoblauch schälen und fein hacken.
2. In einem Topf Öl erhitzen und den Knoblauch anschwitzen, Lauch dazugeben und anbraten. Gemüsebrühe aufgießen und ca. 5 Minuten köcheln lassen. Anschließend die Erbsen hinzufügen und bei geringer Hitze köcheln bis zur gewünschten Konsistenz.
3. Zwischenzeitlich den Schnittlauch und die Petersilie waschen, trocknen und klein schneiden.
4. Zum Schluss die Suppe mit Pfeffer abschmecken und mit dem Zauberstab pürieren. Noch einmal kurz erwärmen, die Mandel Cuisine einrühren.
5. Auf zwei Teller verteilen und mit dem Schnittlauch und der Petersilie garnieren.

Hinweis: Die Suppe nur solange wie nötig kochen, damit möglichst viele wichtige Nähstoffe enthalten bleiben.

TIPP: Wer will, kann auch Minze anstelle der Petersilie und dem Schnittlauch verwenden.

Gemüsebrühe, Grundrezept

KH 62,7 g | EW 17,4 g | F 18,6 g | Kalorien 558

Zubereitungszeit: ca. 1 Minuten + Zeit zum Einkochen
Portionen: 2
Schwierigkeit: einfach

Zutaten:

- 150 g kleine Bio Karotten
- 250 g Bio Knollensellerie
- 200 g Bio Pastinake
- 250 g Bio Lauch
- 4 kleine Zwiebeln
- 4 Bio Tomaten
- 1 EL Rapsöl
- Thymian, Rosmarin, 2 Lorbeerblätter
- Pfefferkörner, schwarz, nach Belieben
- Pimentkörner, nach Belieben

Zubereitung:

1. Karotten, Sellerie und Pastinake putzen, schälen und waschen. Lauch putzen, längs halbieren und gründlich waschen. Anschließend das Ganze in Stücke schneiden.
2. Zwiebeln mit Schale halbieren.
3. Tomaten waschen, die Stielansätze entfernen und in Stücke hacken.
4. Einen Topf mit Öl erhitzen. Alle Zutaten hineingeben und bei geringer Hitze ca. 8–10 Minuten farblos andünsten.
5. 4 l Wasser aufgießen und zum Kochen bringen (falls Schaum beim Kochen entsteht, diesen abschöpfen).
6. Rosmarin und Thymian waschen, trocknen und zusammen mit den Lorbeerblättern, Piment- und Pfefferkörnern zur Suppe geben und bei mittlerer Hitze ca. 1 Stunde köcheln lassen.
7. Gemüsebrühe in einen anderen Topf (durchs Sieb gießen.
8. Anschließend die Gemüsebrühe ca. 1 ½ Stunden einkochen (1,2 l).

Hinweis: Diese Gemüsebrühe kann bis zu 3 Tagen im Kühlschrank aufbewahrt werden. Sie können die Brühe zum Salat, zwischendurch oder zur Zubereitung der Suppen verwenden.

TIPP: Wer will, kann auch noch 250 g Champignons dazugeben.

Frühstück

Beeren Frühstücks-Bowl

👍👍👍👍

KH 40,6 g | EW 10,3 g | F 26,2 g | Kalorien 480

Zubereitungszeit: ca. 10 Minuten

Portionen: 2

Schwierigkeit: einfach

Zutaten:

- 1 Banane
- 2 EL Mandeln, gehackt
- 200 ml Mandel Drink, ungesüßt
- 2 Handvoll Brombeeren
- 1 Handvoll Heidelbeeren
- 1 Handvoll Himbeeren
- 2 EL Kokosflocken

Zubereitung:

1. Eine beschichtete Pfanne erwärmen und die gehackten Mandeln darin ohne Öl rösten.
2. Brombeeren waschen, Banane schälen und alles zusammen mit dem Mandel Drink in den Mixer geben und pürieren.
3. Die Heidelbeeren und Himbeeren waschen und trocknen.
4. Den Beeren-Smoothie auf zwei Schüsseln verteilen und die frischen Beeren, Kokosflocken und die gehackten Mandeln darauf anrichten und servieren.

Hinweis: Für die Herstellung von Smoothie-Bowls ist ein Hochleistungsmixer perfekt. Sie können für diese Bowl auch TK Brombeeren verwenden.

TIPP: Sie können natürlich auch anderes Obst für Ihre Frühstücks-Bowl verwenden.

Hirse-Kokos-Porridge

KH 130,5 g | EW 27,4 g | F 57,8 g | Kalorien 1221

Zubereitungszeit:	ca. 25 Minuten
Portionen:	2
Schwierigkeit:	normal

Zutaten:

- 120 g Goldhirse
- 200 ml Wasser
- 150 ml Kokosmilch
- 1 Bio-Apfel
- 4 getrocknete Aprikose
- 1 EL Rosinen
- Zimt, nach Belieben
- 2 EL Kokosflocken
- 1 EL Sesam
- 1 EL Chia Samen
- 1 EL geschroteter Leinsamen

Zubereitung:

1. Die Hirse gründlich unter fließendem Wasser waschen, in einen Topf geben und zusammen mit Leinsamen, Chia Samen, Sesam, Kokosmilch und Wasser zum Kochen bringen.
2. In der Zwischenzeit den Apfel waschen, Kerngehäuse entfernen, in kleine Würfel schneiden.
3. Anschließend den Apfel zur Hirse geben und mitkochen. Getrocknete Aprikosen in kleine Stücke schneiden und ebenfalls dazugeben, unterrühren und ca. 5 Minuten bei geringer Hitze köcheln lassen (ohne Deckel). Anschließend Hirse-Porridge bei kleiner Hitze quellen lassen (mit Deckel).
4. In einer Pfanne ohne Öl Kokosraspeln rösten. Falls der Hirsebrei zu dick ist, können Sie noch ein wenig Kokosmilch dazugeben.
5. Zum Schluss den Zimt und die Rosinen dazugeben umrühren und Kokosraspeln darüber verteilen.

Hinweis: Hirse gehört zu den guten Säurebildern. Sie ist reich an Mineralien, Antioxidantien und Vitaminen. Zudem ist sie leicht bekömmlich. Außerdem ist sie ein guter Lieferant von pflanzlichen Proteinen, Eisen und Kieselsäure. Kieselsäure sorgt unter anderem für schöne und gesunde Haare.

TIPP: Wer keine Äpfel mag, kann auch Birnen oder Pflaumen verwenden.

Herzhaftes Kichererbsen Omelett

👍 👍 👍

KH 52,3 g | EW 25,7 g | F 19,9 g | Kalorien 504

Zubereitungszeit: ca. 15 Minuten

Portionen: 2

Schwierigkeit: einfach

Zutaten:

- 100 g Kichererbsen Mehl
- 175 ml Wasser
- Meersalz und schwarzer Pfeffer
- Öl zum Braten

Für das Dressing
- 3 EL Mandelmus
- 50 ml lauwarmes Wasser
- 1 Bio Limette
- Meersalz und schwarzer Pfeffer aus der Mühle

Für die Füllung
- 50 g Salat, nach Belieben
- 40 g Paprika, rot oder gelb
- 30 g Radieschen
- 5 g Gartenkresse

Zubereitung:

1. Wasser mit dem Kichererbsen Mehl in eine Schüssel geben und gut verrühren. Mit Salz und Pfeffer würzen.
2. Öl in einer Pfanne erhitzen und ca. die Hälfte des Teiges hineingeben. Omelette bei mittlerer Hitze braten bis die Oberseite Blasen bildet und die untere Seite leicht braun wird. Danach vorsichtig wenden und auf der anderen Seite fertig braten (goldbraun). Anschließend das zweite Omelett braten.
3. In der Zwischenzeit Salat putzen, waschen, trocknen. Paprika waschen, Stielansatz und Kerne entfernen und in mundgerechte Stücke schneiden. Radieschen waschen, Grün abschneiden und in dünne Scheiben hobeln oder schneiden.
4. Limette halbieren und auspressen. In einem hohen Gefäß Mandelmus mit Wasser, Pfeffer, Salz und 1 EL Limettensaft glatt rühren bis eine homogene Masse entstanden ist. Das kann eine Weile dauern. Nun die Omeletts auf 2 Teller geben und mit dem Dressing bestreichen.
5. Anschließend das vorbereitete Gemüse und die Sprossen darauf verteilen und vorsichtig einrollen. Zum Schluss das übrig gebliebene Dressing über die Omeletts geben und mit der restlichen Kresse bestreuen.

Fruchtiges Müsli mit Amaranth

KH 101,8 g | EW 24,3 g | F 40,3 g | Kalorien 890

Zubereitungszeit:	ca. 7 Minuten
Portionen:	2
Schwierigkeit:	einfach

Zutaten:

- 1 Bio Apfel
- 1 Banane
- 125 g Himbeeren
- 1 Bio Zitrone
- 1 EL Mandelmus
- 3 EL Rosinen
- 1 EL Sonnenblumenkerne
- 1 EL Kürbiskerne
- 1 EL Sesamsamen
- 2 EL Erdmandelflocken
- 2 EL Amaranth, gepufft

Zubereitung:

1. Apfel waschen, Kerngehäuse entfernen und in Spalten schneiden. Banane schälen und in mundgerechte Stücke schneiden. Himbeeren waschen und trocknen, Zitrone halbieren und auspressen.
2. Die Erdmandelflocken und den Amaranth auf 2 Schalen verteilen. Den Zitronensaft und das Mandelmus dazugeben und verrühren.
3. Die restlichen Zutaten ebenfalls auf die zwei Schüsseln aufteilen und genießen.

Hinweis: Erdmandelflocken und gepufften Amaranth erhalten Sie im Bio Laden oder Reformhaus. Amaranth gehört zur Familie der Pseudogetreide. Diese sind gute Basenbilder und sollten in einer basenerschüssigen Ernährung nicht fehlen.

TIPP: Wenn das Müsli zu trocken ist, kann man etwas Mandel Drink dazugeben. Wer keine Himbeeren mag, kann andere Beeren verwenden. Wichtig ist nur das der Obstanteil möglichst hoch ist.

Schoko Hirse mit Früchten

KH 106,9 g | EW 24,9 g | F 20,4 g | Kalorien 763

Zubereitungszeit: ca. 20 Minuten
Portionen: 2
Schwierigkeit: einfach

Zutaten:

- 100 g Goldhirse
- 300 ml Mandel Drink, ungesüßt
- 1 Prise Steinsalz
- 2 EL Roh-Kakao
- Xylit, nach Belieben
- ½ TL Zimt, nach Belieben
- 1 EL Mandelblättchen
- 200 g Blaubeeren oder andere Beeren

Zubereitung:

1. Mandel Drink in einem Topf erhitzen und die Hirse nach Packungsanleitung darin garen.
2. In der Zwischenzeit die Blaubeeren waschen und trocknen.
3. Mandelblättchen in einer Pfanne ohne Fett rösten.
4. Unter die fertige Hirse den Roh-Kakao rühren und mit einer Prise Salz und Zimt abschmecken.
5. Die Hirse auf zwei Schalen aufteilen, die Beeren darüber verteilen und mit den Mandelblättchen garnieren.

Hinweis: Wichtig verwenden Sie so viel Obst wie möglich. Hirse bekommt man in fast allen Supermärkten. Rohkakao und Kakaonibs erhalten Sie im Bio Laden oder im Internet.

Hirse gehört zu den guten Säurebildern und ist aufgrund des hohen Vitamins und Mineraleisengehaltes gut für die basenüberschüssige Ernährung geeignet.

TIPP: Anstelle von Mandelblättchen kann man auch Kakaonibs verwenden.

Basisches Müsli

KH 42,5 g | EW 7,9 g | F 18,6 g | Kalorien 404

Zubereitungszeit: ca. 10 Minuten
Portionen: 2
Schwierigkeit: einfach

Zutaten:

- 300 ml Mandel Drink
- 1 TL Mandelmus
- 6 EL Beeren, z. B. Blaubeeren, Himbeeren, Brombeeren, usw.
- Yaconsirup, nach Belieben
- 2 EL Kastanienflocken
- 2 EL Erdmandelflocken

Zubereitung:

1. Beeren waschen und gut abtropfen lassen.
2. Kastanienflocken zusammen mit den Beeren in zwei Schalen geben und vorsichtig mischen.
3. Mandelmilch mit dem Mandelmus in einen Topf geben, gut umrühren und leicht erwärmen, kurz aufschäumen.
4. Die Erdmandelflocken in einer Pfanne ohne Öl etwas rösten.
5. Den warmen Mandel Drink über die Kastanienflocken und Beeren geben und umrühren.
Die gerösteten Erdmandelflocken gleichmäßig auf dem Müsli verteilen.

Hinweis: Im Winter kann man auch einen Apfel oder eine Orange für das Müsli verwenden. Außerdem können Sie auf TK Beeren zurückgreifen.

Erdmandelflocken und Kastanienflocken erhält man im Bio Laden, Reformhaus oder in einigen Online Shops.

TIPP: Anstelle von Yaconsirup kann auch etwas Xylit oder ein paar Rosinen verwendet werden.

Rote Bete Latte

👍👍👍👍

KH 21,7 g | EW 3,1 g | F 5,7 g | Kalorien 156

Zubereitungszeit: ca. 5 Minuten

Portionen: 2

Schwierigkeit: einfach

Zutaten:

- 2 Shot frischer Rote Bete Saft
- 500 ml Mandel Drink, ungesüßt
- Yaconsirup, nach Belieben
- Zimt, optional
- 1 Spritzer Orangensaft, wer will

Zubereitung:

1. Die Rote Bete schälen und entsaften. Alternativ können Sie einen Bio Rote Bete Saft verwenden.
2. Zunächst den Rote Bete Saft und den Orangensaft in ein Glas geben und umrühren. Den Mandel Drink in einen Topf geben und wer will mit etwas Yaconsirup verrühren, dann kurz erwärmen (nicht kochen). Anschließend mit einem Milchschäumer aufschäumen.
3. Den warmen Mandel Drink zum Saft geben. Zum Schluss mit etwas Zimt bestreuen.

Hinweis: Wer will, kann auch den Rote Bete Saft etwas erwärmen, aber nur leicht.

TIPP: Auch wer keine Rote Bete mag, sollte dieses Getränk mal probieren. Er ist einfach lecker.

Buchweizen Pancakes

KH 126,1 g | EW 40,6 g | F 48,6 g | Kalorien 1170

Zubereitungszeit:	ca. 20 Minuten
Portionen:	2
Schwierigkeit:	normal

Zutaten:
- 140 g Buchweizenmehl
- 75 g Mandeln, gemahlen
- 1 TL Natron
- 1 Prise Meersalz
- Mandel Drink, nach Belieben
- 3 EL Amaranth, gepufft
- Zimt, optional
- 1 Bio Limette
- Xylit, nach Bedarf
- Kokosöl zum Braten
- Obst nach Wahl, z. B. Johannisbeeren, Zwetschgen, Himbeeren

Zubereitung:
1. Buchweizenmehl, gemahlene Mandeln, Meersalz und Natron in eine Schüssel geben und mischen. Die Limette abwaschen, Zesten herstellen, halbieren und auspressen.
2. Mandel Drink dazugeben und mit dem Mixer zu einem glatten Teig verarbeiten (der Teig sollte nicht zu dünn sein). Mit Limettensaft, Zesten, Xylit und Zimt abschmecken.
3. Amaranth unterrühren, eine Pfanne mit etwas Kokosöl erhitzen.
4. Den Teig mit Hilfe einer Kelle in die Pfanne geben und von beiden Seiten goldbraun braten.
5. Die fertigen Pancakes auf Teller geben und das Obst dazu reichen.

Hinweis: Es ist besser die Pancakes nicht zu groß zu machen, dann lassen sie sich besser wenden.

Essen Sie reichlich Obst dazu, umso basischer ist das Gericht.

TIPP: Durch den gepufften Amaranth wird der Teig fluffiger. Im Winter kann man Zwetschgen- oder Pflaumenkompott dazu Essen. Im Sommer sind Beeren zu empfehlen. Eine weitere Idee ist die Pancakes mit Mandelmus zu bestreichen und dann Obst darauf geben.

Schoko Drink ohne Milch

👍👍👍👍

KH 47 g | EW 17,6 g | F 52,6 g | Kalorien 783

Zubereitungszeit: ca. 10 Minuten

Portionen: 2

Schwierigkeit: einfach

Zutaten:

- 1 Banane, klein
- 1 Avocado, reif
- 700 ml Mandel Drink
- 3 EL Rohkakao
- 1 TL Kokosöl
- Gemahlene Vanille, nach Geschmack
- Xylit, bei Bedarf
- Kakaonibs

Zubereitung:

1. Banane schälen, etwas zerkleinern, Avocado halbieren, von Schale und Kern befreien, klein schneiden.
2. Beides zusammen mit dem Mandel Drink in den Mixer geben und zu einer glatten Masse verarbeiten.
3. Anschließend die restlichen Zutaten in den Mixer geben und noch einmal gut mixen, abschmecken. Falls der Shake zu dick ist, noch etwas Mandel Drink dazugeben.
4. In Gläser füllen, mit den Kakaonibs garnieren und servieren.

Hinweis: Das Kokosöl kann auch weggelassen werden. Kakao gehört zu den guten Säurebildern. Er enthält viele gesunde Nährstoffe. Allerdings sollte man darauf achten, dass er zuckerfrei ist.

TIPP: Wer keinen Rohkakao hat, kann natürlich auch normalen Kakao verwenden. Rohkakao ist allerdings gesünder.

Frühstücks-Frittata mit Mangold

👍👍👍

KH 15 g | EW 27,1 g | F 36,2g | Kalorien 506

Zubereitungszeit:	ca. 25 Minuten
Portionen:	2
Schwierigkeit:	normal

Zutaten:

- 2 TL Olivenöl
- ½ rote Zwiebel
- 1 Knoblauchzehe
- Mangold, frisch, Menge nach Belieben
- 1 Paprika, rot
- 3 Bio-Eier, Größe M
- Meersalz und schwarzer Pfeffer
- Schnittlauch

Zubereitung:

1. Zwiebel und Knoblauch abziehen, Zwiebel in Würfel schneiden und Knoblauch fein hacken
2. Mangold putzen, waschen und klein schneiden. Paprika waschen, Stielansatz und Kerne entfernen und in dünne Streifen schneiden.
3. Öl in einer Pfanne erhitzen und die Zwiebeln darin glasig anbraten. Anschließend den Knoblauch und die klein geschnittenen Mangoldblätter dazugeben, kurz mitbraten und dann die Paprika hinzufügen. Ab und zu umrühren und wenn nötig etwas Wasser (ganz wenig) hinzufügen.
4. In der Zwischenzeit die Eier in ein hohes Gefäß geben, gut verrühren und mit Salz und Pfeffer würzen.
5. Wenn das Gemüse gegart ist (ca. 3 Minuten), die Eier darüber verteilen und auf niedriger Temperatur mit geschlossenem Deckel stocken lassen.
6. Schnittlauch waschen, trocknen und klein schneiden. Kurz vor Ende den Schnittlauch über die Frittata verteilen und zu Ende stocken lassen.
7. Wer will, kann die Frittata kurz vor dem Servieren noch mit etwas frisch gemahlenen Pfeffer würzen.

Hinweis: Die Frittata ist durch die Zugabe der Eier nicht ganz basisch. Allerdings sollte Bio-Eier (gute Säurebilder) durchaus in die Ernährung integriert werden.

TIPP: Während des Stockens empfiehlt es sich den Deckel ab und zu kurz hochzunehmen, damit die überschüssige Feuchtigkeit entweichen kann.

Bananen Pfannkuchen

KH 87,6 g | EW 18,9 g | F 20,5 g | Kalorien 622

Zubereitungszeit:	ca. 25 Minuten
Portionen:	2
Schwierigkeit:	einfach

Zutaten:

- 2 kleine Banane
- 1 Prise Zimt
- 125 ml ungesüßte Kokosmilch
- 1 Prise Meersalz
- 1 Bio-Ei
- Xylit, nach Belieben
- 75 g Teffmehl
- ½ Bio Zitrone
- Kokos Chips
- Kokosöl zum Braten.

Zubereitung:

1. Zimt, Kokosmilch, Meersalz, Xylit und Teffmehl zu einem glatten Pfannkuchenteig verarbeiten (entweder mit dem Mixer oder dem Pürierstab). Dieser sollte dann ca. 10 Minuten ruhen.
2. In der Zwischenzeit eine Banane schälen, zerkleinern und in eine Schüssel geben. Das Ei dazugeben und gut verrühren.
3. Nun die Ei-Mischung unter den Teig rühren, falls der Teig zu dick ist, können Sie etwas Mineralwasser unterrühren.
4. Die zweite Banane schälen und in Scheiben schneiden.
5. Die Bananen Scheiben zum Teig geben und vorsichtig unterheben.
6. Eine Pfanne mit Öl erhitzen und die Pfannkuchen darin auf beiden Seiten goldbraun braten.
7. In der Zwischenzeit eine weitere Pfanne erwärmen und die Kokos Chips darin ohne Öl rösten. Zitrone aufschneiden und auspressen.
8. Die fertigen Bananen Pfannkuchen mit etwas Zitrone beträufeln und mit den Kokos Chips garnieren.

Hinweis: Anstelle von Xylit können Sie auch etwas Koksblütenzucker verwenden. Teffmehl bekommen Sie im Bio Laden oder im Reformhaus. Zugegeben die Pfannkuchen sind nicht ganz basisch, aber sie enthalten nur gute Säurebilder, die in eine basenüberschüssige Ernährung gut einzubauen sind.

TIPP: Anstelle von Teffmehl können Sie auch Hirsemehl verwenden.

Bunte Frühstücksbowl

KH 180,2 g | EW 21,8 g | F 16 g | Kalorien 1072

Zubereitungszeit: ca. Minuten
Portionen: 2
Schwierigkeit: einfach

Zutaten:

- 6 EL Wasser
- 6 Dattel
- 2 Bio Äpfel, klein
- 150 g Blaubeeren
- 150 g Johannisbeeren oder Brombeeren
- 1 große Banane
- 4 EL Vollkorn Haferflocken
- 2 TL Chiasamen

Für das Topping

- 2 EL gepuffter Quinoa
- 2 EL getrocknete Cranberry, getrocknet
- 2 EL Rosinen
- 2 TL Kakaonibs oder Bitterschokolade, geraspelt

Zubereitung:

1. Äpfel waschen, Kerngehäuse entfernen und in Spalten schneiden. Banane schälen und in Scheiben schneiden. Von allen Obstsorten immer ein wenig beiseitestellen, wird zum Garnieren gebraucht.
2. Johannisbeeren und Blaubeeren waschen, die Stiele von den Johannisbeeren entfernen und alles in den Mixer geben.
3. Datteln (wenn nötig entsteinen) und zusammen mit dem Wasser, Chia Samen und Haferflocken ebenfalls in den Mixer geben.
4. Nun alles zu einem fruchtigen und cremigen Smoothie mixen.
5. Zwei Schüsseln für die Bowl vorbereiten. Den Smoothie ca. 5 Minuten ziehen lassen (so können die Chia Samen noch etwas quellen).
6. Anschließend den Smoothie auf die zwei Schüsseln aufteilen und mit de Quinoa, Cranberrys, Rosinen und dem restlichen Obst garnieren.
7. Zum Schluss kann die Bowl mit Kakaonibs oder etwas geraspelter Bitterschokolade bestreut werden.

Hinweis: Das Obst kann je nach Saison natürlich ausgetauscht werden.

TIPP: Anstelle von Chia Samen können Sie auch Leinsamen verwenden.

Shakes und Smoothies

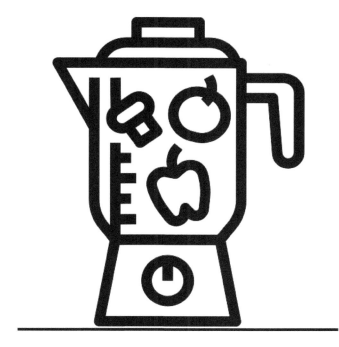

Frühstücksshake mit Haferflocken

KH 95,6 g | EW 16,2 g | F 22,1 g | Kalorien 686

Zubereitungszeit:	ca. 10 Minuten
Portionen:	2
Schwierigkeit:	einfach

Zutaten:
- 600 ml kalter Mandel Drink
- 2 Bananen
- ½ Bio Zitrone
- 130 g Erdbeeren
- 3 EL Haferflocken
- 1 EL Mandelmus (kann man auch weglassen)

Zubereitung:
1. Bananen schälen und in Stücke schneiden. Zitrone halbieren und auspressen. Erdbeeren waschen, das Grün entfernen und klein schneiden.
2. Alle Zutaten in den Mixer geben und auf höchster Stufe so lange mixen bis eine cremige Masse entstanden ist.
3. Den Smoothie auf 2 Gläser verteilen und genießen.

Hinweis: Haferflocken gehören zu den guten Säurebildern und sollten in die basische Ernährung integriert werden. Sie enthalten viele wichtige Nähstoffe und machen lange satt.

Wer es früh eilig hat, kann den Shake schon am Abend vorbereiten, kühl stellen und nach kurzem Umrühren am Morgen genießen.

TIPP: Anstelle von Erdbeeren schmecken auch Himbeeren, Brombeeren oder Blaubeeren sehr gut.

Papaya Grapefruit Shake

👍👍👍

KH 61,2 g | EW 28,4 g | F 4,8 g | Kalorien 452

Zubereitungszeit: ca. 10 Minuten

Portionen: 2

Schwierigkeit: einfach

Zutaten:

- 1 Papaya, reif
- 1 Pink Grapefruit, wer keine mag, kann diese durch eine Orange ersetzen
- 1 Becher Kokosnuss Joghurt
- 200 ml Kokos Drink
- 1 EL Proteinpulver, z. B. Hanfprotein, Reisprotein
- Papaya Kerne

Zubereitung:

1. Papaya halbieren, Kerne entfernen (bei Seite stellen). Das Fruchtfleisch mit einem Löffel aus der Schale lösen und in den Mixer geben.
2. Grapefruit halbieren, Saft auspressen und zusammen mit dem Joghurt und dem Mandel Drink zur Papaya geben.
3. Anschließend alles kräftig mixen bis eine cremige Konsistenz entstanden ist.
4. In Gläser füllen mit ein paar Papaya Kernen garnieren und servieren.

Hinweis: Die Papaya sollte reif sein. Die Papaya Kerne enthalten reichlich Mineralstoffe und können mit verwendet werden. Sie haben einen leicht scharfen Geschmack (etwas nach Pfeffer). Das Proteinpulver sollte keine Zusatzstoffe enthalten. Es liefert eine zusätzliche Portion pflanzliche Proteine.

TIPP: Anstelle von Kokos Joghurt kann auch Soja- oder Mandeljoghurt verwendet werden. Die Grapefruit ist sehr gesund. Sie enthält Bitterstoffe die sich positiv auf die Entgiftung des Körpers auswirken.

Am besten schmeckt dieser Shake, wenn Sie kalte Zutaten verwenden.

Hanf Shake mit Himbeeren

👍 👍 👍

KH 44,4 g | EW 25 g | F 29,7 g | Kalorien 631

Zubereitungszeit: ca. 10 Minuten
Portionen: 2
Schwierigkeit: einfach

Zutaten:

- 200 g Himbeeren
- 1 Banane
- 1 EL Hanf Protein, optional
- 2 EL Hanfsamen, geschält
- 1 EL Mandelmus
- 1 Prise Kurkuma
- 1 Prise Zimt, optional
- 600 ml Hanf Drink oder Mandel Drink

Zubereitung:

1. Himbeeren waschen und in den Mixer geben. Banane schälen, klein schneiden und zusammen mit den anderen Zutaten in den Mixer geben.
2. Kräftig mixen bis die gewünschte Konsistenz erreicht ist.

Hinweis: Hanfsamen haben einen nussigen Geschmack und können vielseitig eingesetzt werden. Zudem sind sie reich an Mineralstoffen und Vitaminen. Sie enthalten viele Antioxidantien und haben eine entzündungshemmende Wirkung.
Hanf Drink kann ganz einfach selbst hergestellt werden:
300 ml Wasser
100 g Hanfsamen, geschält
2 TL Zitronensaft
1 Prise Meersalz
Yaconsirup, nach Belieben

Zubereitung:

Hanfsamen und Wasser in einen Mixer geben und ca. 2 bis 3 Minuten mixen. Anschließend bei Bedarf etwas süßen und erneut ca. 1 Minute mixen.
Milch mit Hilfe eines feinen Haarsiebs abgießen.

Hanf Drink ist im Kühlschrank ca. 2 Tage haltbar.

TIPP: Anstelle von Hanf Protein Pulver können Sie auch ein anderes verwenden oder es auch weglassen.

Meerrettich-Radieschen Shake

KH 37,2 g | EW 34,2 g | F 4.3 g | Kalorien 322

Zubereitungszeit: ca. 10 Minuten
Portionen: 2
Schwierigkeit: einfach

Zutaten:

- 1 Bund Radieschen
- 2 TL Meerrettich, frisch
- 2 EL Protein Pulver
- 300 ml Hafer Drink
- 1 Bio Zitrone
- Meersalz und Pfeffer zum Abschmecken
- Gartenkresse zum Garnieren
- Eiswürfel, optional

Zubereitung:

1. Radieschen waschen, Grün entfernen und klein schneiden. Meerrettich schälen und fein reiben.
2. Zitrone halbieren und auspressen.
3. Radieschen, Meerrettich, Protein Pulver, Zitronensaft und Hafer Drink in den Mixer geben und kräftig mixen.
4. Anschließend mit Salz abschmecken, noch einmal kurz mixen.
5. In Gläser geben, mit Kresse garnieren und kalt genießen.

Hinweis: Die in Radieschen und Kresse enthaltene Schärfe regt den Stoffwechsel an. Dieses Rezept ist zugeben etwas ungewöhnlich, probieren lohnt sich aber.

TIPP: Wenn Sie noch einen Esslöffel Vollkornhaferflocken dazugeben, erhöhen Sie den Ballaststoffgehalt und Sie sind länger satt.

Ananas Kokos Shake

KH 64,6 g | EW 3,7 g | F 2,6 g | Kalorien 323

Zubereitungszeit: ca. 5 Minuten
Portionen: 2
Schwierigkeit: einfach

Zutaten:

- 200 g Ananas
- 1 Bio Banane
- ½ Bio Limette
- 300 ml Kokosmilch
- 100 ml Kokos Drink oder Kokoswasser
- Kokos Chips zur Deko
- Eiswürfel optional

Zubereitung:

1. Ananas schälen, Strunk entfernen und 200 g klein schneiden. Banane schälen und zerkleinern.
2. Banane, Ananas, Limettensaft, Kokosmilch und Wasser in den Mixer geben und auf höchster Stufe mixen bis eine cremige Konsistenz erreicht ist.
3. In einer Pfanne ohne Öl ein paar Kokos Chips anrösten. Den Shake auf 2 Gläser verteilen und mit den Koks Chips garnieren.
4. Wer will, kann vor dem Servieren noch ein paar Eiswürfel in den Shake geben – Urlaubsfeeling für zu Hause.

Hinweis: Verwenden Sie frische Ananas. Kokosmilch sollte natürlich ungezuckert sein.

TIPP: Anstelle von Kokosmilch schmeckt auch Mandel Drink zusammen mit einem Esslöffel Mandelmus.

Grüner Power Shake

KH 103,6 g | EW 21 g | F 15,6 g | Kalorien 692

Zubereitungszeit:	ca. 5 Minuten
Portionen:	2
Schwierigkeit:	einfach

Zutaten:

- 2 Handvoll Grünkohl oder Spinat, tiefgekühlt oder frisch
- 2 kleine Bio Bananen
- 500 ml Mandel- oder Soja Drink
- 60 g Vollkorn Haferflocken
- 2 TL Chia Samen
- Xylit, nach Belieben

Zubereitung:

1. Tiefkühlgemüse kurz antauen lassen oder das frische Gemüse putzen, waschen und klein schneiden.
2. Bananen schälen, zerkleinern und zusammen mit dem Gemüse und den restlichen Zutaten in den Mixer geben und kräftig mixen bis die gewünschte Konsistenz erreicht ist.
3. Zum Schluss bei Bedarf etwas mit Xylit süßen, in Gläser füllen und servieren.

Hinweis: Anstelle von Chia Samen können Sie auch Leinsamen verwenden.

Durch die Verwendung von Haferflocken ist dieser Shake nicht ganz basisch, dennoch gut zu integrieren, da es sich um einen guten Säurebilder handelt.

TIPP: Wer will, kann noch etwas Chlorella-, Moringa oder Match Pulver in den Shake geben. Dies erhöht zusätzlich den Nährstoffgehalt des Shakes.

Portulak Smoothie mit Hanfsamen

👍👍👍👍

KH 74,2 g | EW 30,2 g | F 61,4 g | Kalorien 1012

Zubereitungszeit: ca. 10 Minuten

Portionen: 2

Schwierigkeit: einfach

Zutaten:

- 2 Handvoll Portulak
- 1 große Banane
- 2 EL Mandelmus
- 4 EL Hanfsamen, geschält
- 2 EL Bio-Erdmandelflocken, geröstet
- 1 Mango
- 500 ml Wasser

Zubereitung:

1. Mango und Banane von der Schale befreien. Die Banane klein schneiden. Das Fruchtfleisch der Mango vom Kern schneiden und etwas zerkleinern.
2. Portulak waschen, trocknen und die Blätter von den Stielen zupfen.
3. Anschließend geben Sie alle Zutaten in den Mixer und mixen das Ganze kräftig bis eine cremige Flüssigkeit entstanden ist.
4. Smoothie in zwei Gläsern füllen und servieren.

Hinweis: Dieser Smoothie ist auch gut zum Mitnehmen geeignet.

TIPP: Anstelle von Portulak kann auch Feldsalat verwendet werden. Die Mango lässt sich durch eine Papaya austauschen.

Gurke Spinat Smoothie mit Kiwi

KH 16,3 g | EW 5,4 g | F 18,2 g | Kalorien 264

Zubereitungszeit:	ca. 10 Minuten
Portionen:	2
Schwierigkeit:	einfach

Zutaten:

- 1 Stück Bio Gurke, ca. 10 cm
- 1 Handvoll Baby Spinat
- 1 Bio Zitrone
- 2 Stück Stangen Sellerie
- 1 Kiwi
- ½ Avocado
- 500 ml Wasser

Zubereitung:

1. Gurke waschen und in Stücke schneiden. Spinat putzen, waschen und trocknen.
2. Zitrone halbieren, ein paar Zesten herstellen und auspressen.
3. Sellerie waschen und klein schneiden.
4. Die Kiwi von der Schale befreien und zerkleinern.
5. Avocado halbieren, Kern herauslösen und eine Hälfte von der Schale befreien.
6. Alle Zutaten zusammen mit dem Wasser in einen Mixer geben und auf höchster Stufe cremig mixen.

Hinweis: Dieser Smoothie ist gut für eine gesunde Haut. Wer keinen Sellerie mag, nimmt mehr Spinat, Gurke und etwas Petersilie.

TIPP: Wenn Ihnen der Smoothie zu sauer ist, können sie etwas Xylit dazugeben. Auch die Verwendung von etwas Mandelmus ist möglich.

Wake up Smoothie

KH 51,2 g | EW 13,2 g | F 13,8 g | Kalorien 395

Zubereitungszeit: ca. 10 Minuten
Portionen: 2
Schwierigkeit: einfach

Zutaten:

- 1 Pak Shoi
- ½ Mango
- ½ Papaya
- 250 ml Kokoswasser
- 180 ml Wasser
- 1 EL Leinsamen geschrotet
- 1 TL Spirulina Pulver
- 2 TL Leinöl

Zubereitung:

1. Pak Shoi putzen, waschen und klein schneiden. Mango schälen, Kern entfernen und etwas zerkleinern.
2. Papaya halbieren, Kerne entfernen und das Fruchtfleisch mit einem Löffel aus der Schale lösen.
3. Alle Zutaten in den Mixer geben und auf höchster Stufe mixen.
4. In Gläser füllen und genießen.

Hinweis: Pak Soi wird bei uns auch Senfkohl genannt. Er hat nur einen leichten Kohlgeschmack. Seine Stiele sind knackig und er hat einen leicht herb-bitteren Geschmack und ist sehr gesund. Am besten verzerrt man in roh, da er sehr hitzeempfindlich ist. Leinöl oder ein anderes gutes Öl sollten Sie unbedingt in den Smoothie geben, da sonst die fettlöslichen Vitamine vom Körper nicht aufgenommen werden können.

TIPP: Anstelle von Pak Shoi kann auch Chinakohl oder Feldsalat verwendet werden. Wer kein Kokoswasser da hat, kann dieses durch Wasser ersetzten.

Kurkuma Mango Smoothie

👍👍👍👍

KH 56,2 g | EW 5,4 g | F 16,1 g | Kalorien 399

Zubereitungszeit: ca. 10 Minuten

Portionen: 2

Schwierigkeit: einfach

Zutaten:

- 1 Stück frischer Kurkuma, Menge nach Belieben
- 1 Stück Ingwer, nach Belieben
- 1 Mango
- 1 TL Öl, kaltgepresst
- 1 Zitrone oder Limette
- 200 ml Mandel Drink
- 200 ml Kokosmilch

Zubereitung:

1. Kurkuma und Ingwer ganz dünn schälen (Schale kann auch mit einem Teelöffel vorsichtig abgekratzt werden). Beides etwas zerkleinern.
2. Mango von Schale und Kern befreien und klein schneiden.
3. Alle Zutaten in den Mixer geben und solange mixen bis eine glatte Masse entstanden ist.
4. In zwei Gläser füllen und genießen.

Hinweis: Frischen Kurkuma bekommen Sie im Bio Laden oder auch in einigen Supermärkten. Kurkuma hat viele positive Eigenschaften auf den Körper. Die Wurzel wirkt unter anderem entzündungshemmend und unterstützt bei der Entgiftung.

TIPP: Anstelle von Mandel Drink kann auch Hafer Drink verwendet werden.

Smoothie Traum in Pink

👍👍👍👍

KH 54,6 g | EW 5,7 g | F 19,7 g | Kalorien 448

Zubereitungszeit: ca. 10 Minuten

Portionen: 2

Schwierigkeit: einfach

Zutaten:

- ¼ Wassermelone, kernarm
- 125 g Johannisbeeren, schwarz
- 2 Scheiben Ananas, frisch
- 100 ml Kokosmilch
- Kokoswasser nach Bedarf

Zubereitung:

1. Wassermelone halbieren, dann vierteln, die Schale entfernen und klein schneiden. Schwarze Johannisbeeren waschen, Stiele entfernen und zusammen mit der Wassermelone in den Mixer geben.
2. Ananas schälen, den Strunk entfernen und ca. 2 Scheiben zerkleinern und ebenfalls in den Mixer geben.
3. Kokosmilch und Kokoswasser hinzufügen und kräftig mixen bis eine cremige Konsistenz entstanden ist.
4. In Gläser füllen und sofort servieren.

Hinweis: Gekühlte Zutaten verwenden, dann ist der Geschmack noch viel besser.

TIPP: Wer will, kann im Sommer ein paar Eiswürfel hinzugeben. Anstelle der schwarzen Johannisbeeren lassen sich auch Himbeeren verwenden. Mit Johannisbeeren schmeckt es allerdings besonders gut.

Grünes Glück

👍👍👍👍

KH 59,2 g | EW 10,2 g | F 39,9 g | Kalorien 670

Zubereitungszeit: ca. 10 Minuten

Portionen: 2

Schwierigkeit: einfach

Zutaten:

- 1 Avocado
- 1 Bio Apfel, grün
- 1 Handvoll Brennnesseln oder Rucola
- 1 Handvoll Sauerampfer
- Minze, nach Belieben1 Zweig/e
- Basilikum, nach Geschmack
- 1 Stück Ingwer
- ½ Bio Limette oder Zitrone
- 1 TL Leinöl oder Nussöl
- Kokoswasser oder stilles Wasser, nach Bedarf

Zubereitung:

1. Avocado halbieren, Kern entfernen und das Fruchtfleisch mit einem Löffel aus der Schale lösen. Apfel vierteln, Kerngehäuse entfernen und klein schneiden. Limette halbieren auspressen und die Avocado und den Apfel beträufeln (verhindert, dass die Zutaten braun werden).
2. Brennnesseln und Sauerampfer verlesen und waschen, anschließend trocknen.
3. Minze und Basilikum waschen und zerkleinern. Schale vom Ingwer mit einem Löffel abkratzen und Ingwer hacken.
4. Alles zusammen mit etwas Limettensaft, Leinöl und Kokoswasser in den Mixer geben und auf höchster Stufe pürieren.
5. In Gläser füllen und servieren.

Hinweis: Die Verwendung von Leinöl ist aufgrund seiner vielen positiven Eigenschaften auf den Körper sehr zu empfehlen. Sie sollten darauf achten, das Leinöl immer dunkel und kühl gelagert wird. Außerdem ist es zügig aufzubrauchen, da es recht schnell ranzig wird.

TIPP: Anstelle von Sauerampfer und Brennnessel kann man auch Rucola und Feldsalat oder Wildkräuter verwenden.

Salate

_____

Bunter Kichererbsen Salat

👍👍👍

KH 64,9 g | EW 20,2 g | F 53,1 g | Kalorien 861

Zubereitungszeit: ca. 20 Minuten

Portionen: 2

Schwierigkeit: einfach

Zutaten:

- 1 Dose Kichererbsen (Abtropfgewicht 265 g)
- 1 Bio Paprika, rot
- 1 Bio Paprika, gelb
- 1 Stück Salatgurke, Menge nach Belieben
- 5-7 kleine Bio Tomaten
- 1 kleine Zwiebel, rot
- 1 Bio Zitrone
- 3 EL Olivenöl, kaltgepresst
- 1 TL Sesampaste, optional
- Meersalz und schwarzer Pfeffer
- Cayennepfeffer, optional
- Kurkuma, Kreuzkümmel, Garam Masala, nach Belieben
- Petersilie oder Koriander zum Garnieren

Zubereitung:

1. Kichererbsen mit etwas Flüssigkeit in eine Schüssel geben.
2. Paprika waschen, Stielansatz und Kerne entfernen und in mundgerechte Stücke schneiden.
3. Gurke dünn schälen und klein schneiden. Tomaten waschen, halbieren oder vierteln und zusammen mit der Gurke und Paprika zu den Kichererben geben. Zitrone halbieren und auspressen.
4. Aus Öl, Zitronensaft und Sesampaste ein Dressing bereiten und mit den Gewürzen kräftig abschmecken. Zwiebel abziehen, fein würfeln. Zwiebeln und das Dressing zum Salat geben und kräftig umrühren.
5. Petersilie oder Koriander waschen, trocknen und fein hacken.
6. Den Salat kurz ziehen lassen. Anschließend auf Tellern anrichten, mit der Petersilie garnieren und servieren.

Hinweis: Kichererbsen gehören zu den guten Säurebildern. Sie sind reich an Nährstoffen und pflanzlichen Proteinen. Sie sind ideal für die basenüberschüssige Ernährung geeignet.

TIPP: Sesampaste erhalten Sie im Asia Laden, Bio Laden und in einzelnen Supermärkten.

Quinoa Salat

👍 👍 👍

KH 86,6 g | EW 17,6 g | F 31,6 g | Kalorien 728

Zubereitungszeit:	ca. 25 Minuten
Portionen:	2
Schwierigkeit:	normal

Zutaten:

- 100 g Quinoa
- 200 ml Wasser
- ½ Bio Paprika, rot
- 1 kleine Bio Karotten, roh
- ½ Bio Salatgurke/n
- 1 Frühlingszwiebel/n
- 1 ½ Bio Limette
- 1 EL Fischsoße
- 1 ½ EL Olivenöl
- Xylit, bei Bedarf
- 1 Bio Chilischote
- Koriander, frisch zum Garnieren

Zubereitung:

1. Quinoa in einem Sieb gründlich waschen und abtropfen lassen. In einem Topf 1 Esslöffel Öl erwärmen und Quinoa darin andünsten. Anschließend 400 ml Wasser dazugeben und zum Kochen bringen.
2. Quinoa kurz aufkochen lassen und im Anschluss bei geringer Hitze garen.
3. Abkühlen lassen und mit einer Gabel etwas auflockern. Limette halbieren und auspressen.
4. In der Zwischenzeit aus Fischsoße, Xylit, Limettensaft, restlichem Olivenöl ein Salat Dressing herstellen.
5. Die Chilischote waschen halbieren, Scheidewände und Kerne entfernen und sehr fein hacken. Zum Dressing geben und unterrühren. Mischen Sie erst die Hälfte unter und schmecken Sie ab. So sind Sie sicher, dass der Salat nicht zu scharf wird.
6. Paprika, Karotte und Salatgurke waschen, putzen und in kleine Würfel schneiden. Frühlingszwiebeln waschen und in Röllchen schneiden.
7. Koriander waschen, trocknen und grob hacken.
8. Das Dressing und das Gemüse zum Salat geben und gründlich mischen. Zum Schluss mit Fischsoße und Limettensaft abschmecken.

Hinweis: Fischsoße bekommt man im Asia Laden oder in einigen Supermärkten. Anstelle von Koriander kann auch Petersilie verwendet werden.

Radieschen-Spinat-Salat

KH 11,7 g | EW 7,9 g | F 51,8 g | Kalorien 532

Zubereitungszeit:	ca. 15 Minuten
Portionen:	2
Schwierigkeit:	einfach

Zutaten:

- 3 Handvoll Baby Spinat oder Rucola
- ½ Bund Radieschen
- ½ kleine Zwiebel, rot
- 1 TL Kapern, optional
- ½ Bio Zitrone oder Apfelessig, naturtrüb
- 2 EL Olivenöl
- 1 EL Sonnenblumenöl
- Steinsalz und schwarzer Pfeffer
- Pinien- oder Sonnenblumenkerne

Zubereitung:

1. Spinat oder Rucola verlesen, grobe Stängel abschneiden und etwas zerkleinern.
2. Radieschen waschen, Grün entfernen und in dünne Scheiben schneiden. Die Zwiebel abziehen, halbieren und in Ringe schneiden.
3. Kapern abtropfen lassen und wenn nötig zerteilen. Anschließend alles in eine Schüssel geben.
4. Die Pinien- oder Sonnenblumenkerne in einer Pfanne ohne Öl rösten. Zitrone halbieren und auspressen.
5. Zitronensaft mit dem Öl gut verrühren und anschließend mit Meersalz und Pfeffer abschmecken.
6. Das Dressing zum Salat geben und gut vermischen, auf zwei Teller geben und die gerösteten Kerne gleichmäßig auf dem Salat verteilen, sofort servieren.

Hinweis: Die Verwendung von Zitronensaft ist optimal für die basische Ernährung. Statt Zitronensaft kann auch Limettensaft verwendet werden.

Wer mag, kann in das Dressing einen Teelöffel Mandelmus einrühren, dann wird das Dressing cremiger.

TIPP: Wer will, kann statt Sonnenblumenöl auch ein Nussöl verwenden.

Ein gekochtes Ei in Viertel schneiden und auf den Salat gegeben ist eine tolle Ergänzung. Verwenden Sie, wenn möglich Bio-Eier. Eier zählen zu den guten Säurebildern und sind für eine basenreiche Ernährung gut geeignet.

Karotten-Sellerie-Salat

KH 36,2 g | EW 9,4 g | F 36,9 g | Kalorien 537

Zubereitungszeit:	ca. 20 Minuten
Portionen:	2
Schwierigkeit:	einfach

Zutaten:

- 175 g Bio Karotten
- 100 g Bio Knollensellerie
- 45 g Bio Rote Bete, frisch
- 75 g Paprika, gelb
- 1 Frühlingszwiebel
- 1 Bio Tomate, mittelgroß
- ½ Bio Zitrone
- Kräuter, frische, gehackt (Basilikum, Petersilie, etc.)
- 2 EL Olivenöl
- Meersalz und schwarzer Pfeffer
- Xylit, nach Belieben
- Pinienkerne oder Sonnenblumenkerne

Zubereitung:

1. Karotten, Sellerie und Rote Bete waschen, schälen. Anschließend alles mit einer Reibe in kleine Streifen raspeln.
2. Das Gemüse dann in eine Schüssel geben. Paprika und Tomaten waschen, putzen und in mundgerechte Stücke schneiden.
3. Frühlingszwiebeln waschen, putzen und in Röllchen schneiden.
4. Kräutern waschen, trocknen und fein hacken. Alles zum Gemüse in die Schüssel geben.
5. Zitrone halbieren und auspressen. Anschließend den Zitronensaft mit dem Olivenöl und Xylit kräftig verrühren und das Dressing mit Salz und Pfeffer abschmecken.
6. Pinien- oder Sonnenblumenkerne in einer Pfanne ohne Öl rösten.
7. Das Dressing mit dem Gemüse gut vermengen.
8. Den Salat auf zwei Teller anrichten, die Pinienkerne verteilen und servieren.

Hinweis: Verwenden Sie, wenn möglich Bio Gemüse. Wer will, kann noch ein paar Zitronenzesten herstellen und über den Salat geben.

TIPP: Wer keinen Sellerie mag, kann ihn entweder weglassen und etwas mehr von den anderen Gemüsen nehmen oder durch Eisbergsalat ersetzen.

Kunterbunte Salat Bowl

KH 217,3 g | EW 70,8 g | F 130,6 g | Kalorien 2490

Zubereitungszeit: ca. 35 Minuten
Portionen: 2-3
Schwierigkeit: normal

Zutaten:

- 1 Süßkartoffel
- 150 g Kichererbsen
- 2 EL Olivenöl
  Meersalz und schwarzer Pfeffer
- Chili, nach Belieben
- 100 g bunter Quinoa
- 1 Bio Karotte, groß
- Rotkohl, nach Belieben
- 1 Avocado
- 2 Handvoll Salat, gemischt
- 1 Bio Zitrone oder Apfelessig, naturtrüb
- 200 g Hummus
- 20 g Sesam

Zubereitung:

1. Backofen auf 200 Grad vorheizen. Kichererbsen abgießen, abspülen und auf Küchenkrepp ausbreiten, trocknen lassen.
2. Zwei Backbleche mit Backpapier belegen. Süßkartoffel schälen und klein würfeln. Die Würfel auf ein Backblech verteilen und mit etwas Olivenöl beträufeln oder besprühen.
3. Kichererbsen in eine Schüssel geben, Olivenöl, Salz und Pfeffer sowie Chili dazugeben, gut vermengen und anschließend auf das zweite Backblech gleichmäßig verteilen
4. Beide Backbleche in den Ofen geben und ca. 20 Minuten backen (Umluft), wenn die Kichererbsen braun und die Süßkartoffeln weich alles aus dem Ofen nehmen.
5. In der Zwischenzeit Quinoa nach Packungsanleitung kochen. Karotte schälen, in Stifte schneiden. Rotkohl halbieren, vierteln und fein hobeln.
6. Zitrone halbieren und auspressen. Avocado von Schale und Kern befreien und in Spalten schneiden, mit Zitronensaft beträufeln.
7. Den gemischten Salat gründlich waschen, trocknen und auf zwei Schüsseln verteilen. Das Gemüse, Süßkartoffeln, Quinoa gleichmäßig darauf verteilen. Olivenöl mit Zitronensaft mischen und darüber träufeln. Mit Sesam bestreuen und den Humus dazu reichen.

Schneller gemischter Salat

👍👍👍👍

KH 30,1 g | EW 14,3 g | F 57,9 g | Kalorien 706

Zubereitungszeit: ca. Minuten

Portionen: 2

Schwierigkeit: einfach

Zutaten:

- ½ Bio Paprika, rot
- ½ Bio Salatgurke
- ½ Radicchio
- 2 Handvoll Feldsalat oder Friséesalat
- 5 Radieschen
- 1 kleine Zwiebel, rot
- 2 EL Sonnenblumen- oder Pinienkerne

Für das Dressing:
- 1 Frühlingszwiebel
- 1 Bio Zitrone oder naturtrüber Apfelessig
- 3 EL Olivenöl, kaltgepresst
- Steinsalz und schwarzer Pfeffer aus der Mühle
- Yaconsirup, nach Bedarf
- frische Kräuter gehackt, nach
- Gartenkresse zum Garnieren

Zubereitung:

1. Feldsalat, Radicchio, Paprika und Radieschen waschen. Feldsalat trocken schleudern, Radieschen trocknen, Grün entfernen und in dünne Scheiben schneiden, Paprika halbieren, Stielansatz und Kerne entfernen und in dünne Streifen schneiden.
2. Radicchio zerteilen. Zwiebel abziehen und in Ringe schneiden, alles in eine Schüssel geben.
3. Frühlingszwiebel waschen, in feine Röllchen schneiden und zum Salat geben. Zitrone halbieren und auspressen.
4. Ein Dressing aus Zitronensaft, Öl, Pfeffer, Salz und Yaconsirup bereiten.
5. In einer Pfanne ohne Öl die Sonnenblumenkerne rösten.
6. Dressing über den Salat verteilen und kräftig mischen.
7. Den Salat auf 2 Tellern anrichten und mit den gerösteten Sonnenblumenkernen und der Gartenkresse garnieren.

Hinweis: Die Salatzutaten können Sie natürlich je nach Vorlieben und Saison austauschen.

TIPP: Zum Garnieren können auch andere Kräuter verwendet werden.

Wassermelonen Gurken Salat

KH 37,7 g | EW 6,8 g | F 52,7 g | Kalorien 657

Zubereitungszeit:	ca. 10 Minuten
Portionen:	2
Schwierigkeit:	einfach

Zutaten:
- 300 g Wassermelone
- 125 g kleine Bio Tomaten
- 300 g Bio Salatgurke
- 1 Schalotte
- Mandelblättchen, nach Bedarf

Für das Dressing
- 3 EL Olivenöl
- 1 TL Mandelmus, optional
- 1 Bio Limette
- Meersalz und schwarzer Pfeffer aus der Mühle
- Minze nach Bedarf

Zubereitung:
1. Wassermelone halbieren, vierteln, Schale und wenn nötig Kerne entfernen und anschließend in mundgerechte Stücke zerteilen.
2. Tomaten waschen, trocknen, halbieren, Kerne entfernen und zusammen mit der Melone in eine Schüssel geben.
3. Gurke waschen, mit einem Löffel die Kerne entfernen und in Stücke zerteilen.
4. Schalotte abziehen und in kleine Würfel schneiden.
5. Aus Olivenöl, Limettensaft, etwas Abrieb, Mandelmus und bei Bedarf Xylit ein Dressing zubereiten, mit Meersalz und Pfeffer abschmecken und über dem Salat verteilen, dann mischen.
6. In einer Pfanne ohne Öl die Mandelblättchen rösten.
7. Zum Schluss die Minze waschen, trocknen und hacken.
8. Auf zwei Teller verteilen und mit der Minze und den gerösteten Mandelblättchen garnieren.

Hinweis: Die Minze verleiht dem Salat eine frische Note.

TIPP: Mandelmus wird nicht zwingend benötigt, verleiht allerdings dem Dressing eine cremige Konsistenz.

Mediterraner Linsensalat

KH 136 g | EW 52,1 g | F 64,5 g | Kalorien 1366

Zubereitungszeit:	ca. 35 Minuten
Portionen:	2
Schwierigkeit:	einfach

Zutaten:

- 160 g Beluga Linsen
- 100 g getrocknete Tomate, in Öl
- ½ kleine Zucchini
- 1 Frühlingszwiebel
- 1 Knoblauchzehe
- 2 EL Balsamico Essig, hell oder naturtrüber Apfelessig
- 4 EL Olivenöl
- Meersalz und schwarzer Pfeffer
- Basilikum, frisch

Zubereitung:

1. Beluga Linsen nach Packungsanleitung garen.
2. Zwischenzeitlich die Zucchini waschen, Enden entfernen und in kleine Würfel schneiden.
3. Eine Pfanne mit 1 EL Olivenöl erwärmen und die Zucchini darin kurz anbraten.
4. Die getrockneten Tomaten aus dem Glas nehmen und in einem Sieb etwas abtropfen lassen, anschließend klein schneiden.
5. Frühlingszwiebeln waschen, putzen und trocknen, dann in feine Röllchen schneiden.
6. Knoblauch abziehen, fein hacken, Basilikum waschen, trocknen und klein schneiden.
7. Die getrockneten Tomaten, Frühlingszwiebel, Knoblauch und Basilikum (ein wenig beiseitestellen) in eine Schüssel geben und gut vermengen. Balsamico dazugeben, umrühren und mit Pfeffer und Meersalz abschmecken.
8. Zum Schluss die Beluga Linsen dazugeben, vermischen und für ca. 45 Minuten durchziehen lassen (kaltstellen).
9. Kurz vor dem Servieren mit Olivenöl beträufeln, umrühren und abschmecken. Bei Bedarf mit Salz und Pfeffer nachwürzen.

Hinweis: Beluga Linsen sind für Salat gut geeignet, sie zerfallen nicht so schnell. So können Sie vermeiden, dass der Salat matschig wird. Linsen gehören zu den guten Säurebildern.

TIPP: Anstelle von Zucchini kann auch Gurke verwendet werden.

Kürbissalat

👍👍👍👍

KH 43,7 g | EW 17,9 g | F 72,5 g | Kalorien 897

Zubereitungszeit: ca. Minuten

Portionen: 2

Schwierigkeit: einfach

Zutaten:

- 250 g Hokkaido Kürbis
- 250 g Bio Feldsalat
- 1 Zwiebel, rot
- 2 EL Kürbiskerne
- Sonnenblumenöl
- Meersalz und schwarzer Pfeffer aus der Mühle

Für das Dressing:

- 2 EL Kürbiskernöl
- 1 EL Sonnenblumenöl, kaltgepresst
- 1 Bio Zitrone
- Xylit, nach Belieben
- Meersalz und schwarzer Pfeffer

Zubereitung:

1. Kürbis gründlich waschen, halbieren, mit einem Löffel die Kerne entfernen und in Würfel schneiden.
2. In einer Pfanne Sonnenblumenöl erwärmen, den Kürbis dazugeben und bissfest garen, mit Meersalz und schwarzem Pfeffer abschmecken.
3. In der Zwischenzeit Feldsalat, putzen, waschen und trocken. Zwiebel abziehen & in dünne Ringe schneiden. Zitrone halbieren und auspressen.
4. Aus dem Kürbiskernöl, Zitronensaft, Xylit, Meersalz und Pfeffer ein Dressing bereiten.
5. Petersilie waschen, trockenschleudern und hacken. In einer Pfanne ohne Öl Kürbiskerne rösten.
6. Den Kürbis abkühlen lassen. Anschließend die Zwiebeln und Dressing dazugeben und gut vermischen.
7. Kurz vor dem Servieren den Feldsalat unterheben.
8. Auf 2 Tellern verteilen und die Kürbiskerne und die gehackte Petersilie darüber verteilen.

Hinweis: Der Kürbis kann auch im Backofen zubereitet werden. Den Feldsalat nicht zu zeitig dazugeben, da er sonst zusammenfällt.

TIPP: Beim Hokkaido Kürbis kann die Schale mitgegessen werden, das spart Zeit bei der Zubereitung.

Fruchtige Hirse-Bowl

KH 75,3 g | EW 21,4 g | F 61,9 g | Kalorien 966

Zubereitungszeit: ca. 30 Minuten
Portionen: 2
Schwierigkeit: einfach

Zutaten:

- 80 g Hirse
- 1 Stück Bio Salatgurke, Menge nach Belieben
- ½ Mango
- Minze, frisch
- Granatapfelkerne, optional
- 50 g Mandeln

Für das Dressing:

- 2 EL Olivenöl
- 1 Bio Limette
- Kokosblütensirup oder Xylit, bei Bedarf
- Meersalz und schwarzer Pfeffer

Zubereitung:

1. Hirse nach Packungsanleitung kochen. Gurke waschen und in kleine Stücke schneiden.
2. Mango schälen und von der Schale und dem Kern befreien, eine Hälfte in kleine Würfel schneiden. Granatapfel halbieren und die Kerne mit einem Löffel vorsichtig herauslösen. Limette halbieren und auspressen.
3. Aus Olivenöl, Limettensaft und bei Bedarf etwas Xylit ein Dressing zubereiten und mit Salz und Pfeffer abschmecken.
4. Minze waschen, trocknen und hacken.
5. Hirse auf zwei Schüsseln verteilen, Mango, Gurke, die Mandeln und Granatapfelkerne darauf anrichten und mit dem Dressing beträufeln. Mit der Minze garnieren.

Hinweis: Kann auch gut zum Mitnehmen in ein Glas geschichtete werden. Dann sollten Sie das Dressing separat aufbewahren bis zum Verzehr.

TIPP: Den Granatapfel langsam und vorsichtig öffnen, da der Saft sehr färbt und schlecht wieder zu entfernen ist. In das Dressing kann zur Verfeinerung noch ein Teelöffel Nuss Mus gegeben werden.

Fruchtiger Sauerkrautsalat

👍👍👍👍

KH 49,1 g | EW 10,7 g | F 32,1 g | Kalorien 583

Zubereitungszeit:	ca. 15 Minuten
Portionen:	2
Schwierigkeit:	einfach

Zutaten:

- 300 g Sauerkraut, frisch
- 2 Bio Äpfel
- 2 Bio Karotten
- ½ Bio Zitrone
- 1 rote Zwiebel, klein
- 2 EL Olivenöl
- Meersalz und schwarzer Pfeffer
- Yaconsirup, bei Bedarf
- Gartenkresse zum Garnieren

Zubereitung:

1. Das frische Sauerkraut etwas auseinanderzupfen, wenn nötig etwas zerkleinern. Äpfel waschen, schälen und entkernen. Limette halbieren und auspressen. Äpfel raspeln und mit etwas Zitrone beträufeln, dies verhindert das braun werden.
2. Karotten waschen, schälen und klein raspeln. Äpfel, Karotten und Sauerkraut vermengen.
3. Zwiebel abziehen und in feine Ringe schneiden. Anschließend zum Salat geben und vermengen.
4. Zum Schluss mit dem Olivenöl vermischen, wenn nötig mit etwas Yaconsirup, Meersalz und Pfeffer abschmecken.
5. Auf zwei Teller verteilen und mit etwas Gartenkresse garnieren.

Hinweis: Dieser Salat ist gut als Zwischenmahlzeit und zum Mitnehmen geeignet. Sauerkraut ist sehr gesund für den Darm und den Magen. Gerade im Winter sollte es öfter einmal auf dem Speiseplan stehen. Es enthält reichlich Vitamine und Mineralien unter anderem Vitamin C, B 12, K, Calcium, Kalium, Eisen, Ballaststoffe und probiotische Milchsäurebakterien.

TIPP: Wer will, kann etwas Sahne dazugeben, ist aber nicht nötig. Anstelle der Äpfel kann man auch Weintrauben verwenden, schmeckt ebenfalls sehr lecker.

Suppen

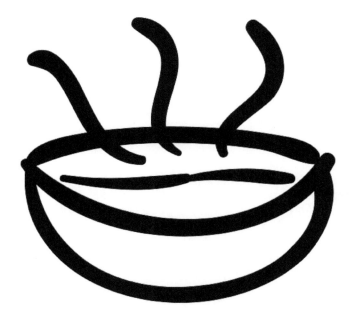

Basische Kartoffelsuppe

KH 116 g | EW 17,6 g | F 6,6 g | Kalorien 638

Zubereitungszeit:	ca. 30 Minuten
Portionen:	2
Schwierigkeit:	einfach

Zutaten:

- 500 g Kartoffeln, festkochend
- ½ Bund Suppengemüse (Karotten, Sellerie, Lauch)
- 1 Petersilienwurzel oder Pastinake
- 1 Zwiebel, rot
- Olivenöl
- Himalaja Salz, nach Bedarf
- ½ EL Buchweizenmehl
- 500 ml Wasser
- Gemüsebrühe hefefrei, nach Bedarf
- weißer Pfeffer
- Kurkuma, nach Bedarf
- Petersilie zum Garnieren

Zubereitung:

1. Zuerst die Kartoffeln schälen, waschen und in Würfel schneiden. Karotten, Sellerie und Petersilienwurzel schälen, waschen und klein schneiden. Zwiebel abziehen und ebenfalls in Würfel schneiden.
2. Lauch putzen, waschen und in Ringe schneiden.
3. Anschließend einen Topf mit Olivenöl erwärmen, die Zwiebeln andünsten, mit ca. ½ TL Salz würzen und mit Buchweizenmehl anschwitzen, mit Wasser ablöschen.
4. Karotten, Sellerie, Petersilienwurzel und Kartoffeln dazugeben, mit Pfeffer, Salz und Kurkuma würzen. Im Anschluss mit Deckel ca. 8 Minuten bei mittlerer Hitze köcheln lassen.
5. Zum Schluss noch den Lauch dazugeben, noch einmal kurz köcheln lassen.
6. In der Zwischenzeit Petersilie waschen, trocknen und hacken.
7. Die Suppe anrichten und mit der Petersilie garnieren.

Hinweis: Von der Suppe kann man auch mehr kochen und sie am nächsten Tag einfach kurz aufwärmen. Das spart Zeit und Arbeit.

TIPP: Wer eines der Gemüse nicht mag, kann es gern durch ein anderes ersetzen.

Spargelcremesuppe

KH 18,4 g | EW 12,2 g | F 31,1 g | Kalorien 414

Zubereitungszeit:	ca. 60 Minuten
Portionen:	2
Schwierigkeit:	normal

Zutaten:

- 500 g Spargel, frisch
- 1 Schalotte
- 30 g Bio-Butter
- 1 EL Buchweizenmehl
- 1 Prise Kokosblütenzucker oder Xylit
- Meersalz und Pfeffer
- Cayennepfeffer, nach Belieben
- 50 ml Bio-Sahne oder eine Sahnealternative
- Gartenkresse zum Garnieren

Zubereitung:

1. Spargel waschen und gründlich schälen. Enden abschneiden. Die Schalen vom Spargel mit Salz und 1 Prise Kokosblütenzucker in 1 l Wasser ca. 20 Minuten köcheln lassen. Dann den Sud durch ein Sieb geben (im Topf auffangen). Anschließend ca. 750 ml abmessen. Spargelspitzen abschneiden und im Sud ca. 2 Minuten kochen. Die Spatelspitzen herausnehmen und im Sieb abtropfen lassen. Im Anschluss den Rest des Spargels in Stücke zerteilen.
2. Schalotten abziehen und klein schneiden. Die Butter im Topf erhitzen und die Schalotten glasig dünsten, dann die Spargelstücke dazugeben und mitdünsten. Buchweizenmehl mit einem Sieb darüber verteilen und andünsten.
3. Den heißen Sud, dazugeben, umrühren und alles ca.15 Minuten köcheln lassen. Anschließend mit einem Stabmixer mixen.
4. Zum Schluss die Suppe mit Pfeffer und Salz sowie Cayennepfeffer abschmecken und die Sahne unterrühren, die Spargelspitzen dazugeben und kurz ziehen lassen.
5. Auf Tellern anrichten und mit der Gartenkresse bestreuen.

Hinweis: Für dieses Rezept kann man gut Spargelbruch verwenden. Wichtig ist, der Spargel muss gründlich geschält sein. Durch das Auskochen der Schalen erhält die Suppe einen besonders intensiven Spargel Geschmack.

TIPP: Als Sahnealternative können Sie Hafer- oder Soja Cuisine verwenden.

Süßkartoffelsuppe

KH 74,5 g | EW 7,9 g | F 8,2 g | Kalorien 418

Zubereitungszeit:	ca. 30 Minuten
Portionen:	2
Schwierigkeit:	einfach

Zutaten:

- ¾ l Gemüsebrühe, hefefrei
- 250 g Süßkartoffeln
- 100 ml Kokosmilch
- 75 g Bio Karotten
- Olivenöl
- 1 kleine Zwiebel
- 1 Knoblauchzehe
- 1 Bio Zitrone
- Chili, nach Belieben
- Petersilie oder Koriander

Zubereitung:

1. Süßkartoffel und Karotten schälen, waschen und klein schneiden.
2. Zwiebel und Knoblauch abziehen und fein hacken.
3. Öl in einem Topf erhitzen die Zwiebeln darin andünsten, Knoblauch dazugeben und kurz mitdünsten. Anschließend die Süßkartoffel und die Karotten dazugeben und mit Gemüsebrühe aufgießen.
4. Das Ganz auf mittlerer Hitze köcheln bis die gewünschte Konsistenz erreicht ist. Die Kokosmilch dazugeben, umrühren und mit einem Stabmixer pürieren, noch einmal erwärmen.
5. In der Zwischenzeit die Zitrone waschen, Abrieb mit einer feinen Reibe herstellen, die Zitrone halbieren, auspressen und die Suppe mit Abrieb, Zitronensaft, Pfeffer und wer mag mit Chili abschmecken.
6. Petersilie oder Koriander waschen, trocknen und hacken.
7. Die Suppe anrichten und mit Petersilie garnieren.

Hinweis: Wenn Sie mehr zubereiteten können Sie die Suppe einfrieren.

TIPP: Anstelle von Zitrone kann auch Limette verwendet werden. Wer keine Kokosmilch mag, kann auch Bio Sahne verwenden. Die Zitrone gibt der Suppe eine frische Note. Süßkartoffelsuppe sollte immer gut gewürzt sein. Sie können zusätzlich mit Cayennepfeffer oder Kreuzkümmel würzen. Wer mag, kann auch noch etwas Kürbiskernöl über die Suppe träufeln.

Zucchinisuppe

KH 62,4 g | EW 19,8 g | 29,0 g | Kalorien 605

Zubereitungszeit: ca. 20 Minuten
Portionen: 2
Schwierigkeit: einfach

Zutaten:

- 1 kleine Zwiebel, weiß
- 1 Knoblauchzehe
- 350 g Bio Zucchini
- 200 g Kartoffeln mehlig kochend
- 1 EL Olivenöl
- Gemüsebrühe, nach Belieben, (ca. 350 ml)
- 75 ml Bio Sahne
- Meersalz und weißer Pfeffer
- 1 Bio Zitrone
- 1 Prise Kokosblütenzucker
- Kürbiskerne

Zubereitung:

1. Zwiebel und Knoblauch schälen, klein schneiden. Zucchini waschen, Enden entfernen und in grobe Stücke schneiden. Kartoffeln schälen, waschen und zerkleinern (die Stücke sollten kleiner als die Zucchini Stücke sein).
2. Olivenöl in einem Topf erhitzen. Zwiebel darin andünsten, Knoblauch dazugeben und kurz mitdünsten.
3. Kartoffeln und Zucchini dazugeben und ca. 3–4 Minuten mit anbraten (nicht braun werden lassen, eher dünsten).
4. Gemüsebrühe aufgießen und zugedeckt ca. 10–15 Minuten leicht köcheln lassen.
5. Sahne in die Suppe geben und umrühren.
6. Anschließend die Suppe mit dem Zauberstab fein pürieren, mit Pfeffer, Salz und Zitronensaft abschmecken. Auf zwei Teller verteilen und mit den Kürbiskernen garnieren.

TIPP: Die Kürbiskerne können Sie auch kurz anrösten. Anstelle von Kürbiskernen können auch gehackte Walnüsse verwendet werden.

Rote Bete Suppe mit Orange

👍👍👍👍

KH 45,7 g | EW 7,8 g | F 13 g | Kalorien 365

Zubereitungszeit: ca. 25 Minuten
Portionen: 2
Schwierigkeit: normal

Zutaten:

- 1 kleine Zwiebel, hell
- 1 ½ Bio Rote Bete, mittelgroß
- 2 Bio Orange
- 1 Stück Ingwer, frisch
- Chili, nach Geschmack
- 250 ml Gemüsebrühe, ohne Hefe
- 75 ml Bio Sahne
- Öl zum Braten

Zubereitung:

1. Zwiebel abziehen und klein schneiden. In einem Topf Öl erhitzen.
2. Rote Bete schälen, waschen, klein schneiden und zu den Zwiebeln geben.
3. Mit etwas Brühe ablöschen und reduzieren lassen.
4. In der Zwischenzeit die Orangen waschen, von einer Orange Zesten oder Abrieb herstellen und dann beide halbieren und auspressen.
5. Mit ca. 100 ml Orangensaft auffüllen und noch mal etwas einkochen lassen. Den Rest der Brühe aufgießen, ca. 10 Minuten garen (bis die Rote Bete weich ist).
6. Ingwer reiben und zusammen mit der Sahne hinzufügen, nochmals aufkochen lassen und im Anschluss pürieren. Das Ganze vor dem Servieren noch einmal abschmecken und bei Bedarf nachwürzen.

Hinweis: Verfärbungen an den Händen durch die Rote Bete lassen sich durch das Tragen von Handschuhen vermeiden. Diese Suppe hat einen fruchtig frischen und leicht würzigen Geschmack. Anstelle von Sahne kann auch eine vegane Variante verwendet werden.

TIPP: Rote Bete enthält viele wichtige Mineralstoffe, sie hilft beim Abnehmen, kurbelt den Stoffwechsel an und sorgt für Vitalität im Alltag.

Gazpacho, klassisch

👍 👍 👍 👍

KH 30,9 g | EW 7,0 g | F 2,0 g | Kalorien 199

Zubereitungszeit: ca. 15 Minuten

Portionen: 2

Schwierigkeit: einfach

Zutaten:

- 250 g Bio Tomaten
- ½ Bio Gurke
- ½ gelbe Bio Paprika
- ½ rote Bio Paprika
- 1 Knoblauchzehen
- ½ Gemüsezwiebel
- Mineralwasser, nach Bedarf
- Tomatensaft, nach Bedarf
- Meersalz und schwarzer Pfeffer
- Chili, nach Belieben
- Apfelessig, nach Geschmack
- 1 Prise Kokosblütenzucker
- Olivenöl

Zubereitung:

1. Paprika waschen, aufschneiden, Stielansatz und Kerne entfernen und etwas zerkleinern.
2. Gemüsezwiebel abziehen und etwas klein schneiden, Gurke waschen (Schale kann dranbleiben), längs halbieren und mit einem Löffel die Kerne herauskratzen, klein schneiden.
3. Tomaten waschen, halbieren, Kerne entfernen.
4. Gemüses mit etwas Tomatensaft und etwas Mineralwasser pürieren (nicht zu fein, es können Stücke drinbleiben).
5. Ein Esslöffel Olivenöl hinzugeben und mit Meersalz, Chili, Apfelessig und Pfeffer würzen, kräftig umrühren. Dann noch nach Belieben Tomatensaft oder Mineralwasser hinzugeben bis die gewünschte Konsistenz erreicht ist. Nochmal abschmecken und bei Bedarf nachwürzen oder wenn gewünscht eine Prise Kokosblütenzucker hinzufügen. Anschließend kühl stellen und durchziehen lassen.

Hinweis: Eine erfrischende kalte Suppe, die besonders in der warmen Jahreszeit gut schmeckt.

TIPP: Anstelle von Mineralwasser kann man auch kalte Gemüsebrühe verwenden.

Lauch Erbsen Suppe

KH 51,9 g | EW 29,4 g | F 20,8 g | Kalorien 597

Zubereitungszeit:	ca. 20 Minuten
Portionen:	2
Schwierigkeit:	einfach

Zutaten:

- 300 g Bio Lauch
- 1 Knoblauchzehe
- 1 EL Olivenöl
- 300 g Erbsen, grün, TK
- ½ l Gemüsebrühe, hefefrei
- 4 EL vegane Sahne, alternativ Bio Sahne
- Meersalz und Pfeffer zum Abschmecken
- Schnittlauch zum Garnieren

Zubereitung:

1. Lauch gründlich waschen, putzen und in Ringe schneiden. Knoblauch abziehen und sehr fein hacken.
2. Öl in einem Topf erhitzen und Knoblauch zusammen mit dem Lauch andünsten.
3. Gemüsebrühe hinzugeben, das Ganze ca. 5 Minuten köcheln lassen, die Erbsen dazugeben und köcheln lassen, bis die gewünschte Konsistenz erreicht ist.
4. In der Zwischenzeit Schnittlauch waschen, trocknen und in Röllchen schneiden.
5. Suppe mithilfe des Zauberstabes pürieren, mit Salz und Pfeffer abschmecken. Die vegane Sahne hinzufügen und umrühren, erneut kurz aufwärmen.
6. Die fertige Suppe auf zwei Teller verteilen und mit dem Schnittlauch garnieren.

Hinweis: Hülsenfrüchte zählen zu den guten Säurebildern. Sie sind reich an Mineralien, Vitaminen und Ballaststoffen.

TIPP: Die Mengen von Lauch und Erbsen können nach Belieben variiert werden. Anstelle von Schnittlauch können Sie auch Petersilie verwenden. Wer will, kann auch mit Minze zum Garnieren, sie gibt der Suppe eine frische Note.

Kürbis Curry Suppe

KH 112,5 g | EW 28,5 g | F 37,4 g | Kalorien 918

Zubereitungszeit:	ca. 30 Minuten
Portionen:	2
Schwierigkeit:	einfach

Zutaten:

- 1 Bio Hokkaido-Kürbis (ca. 750 g)
- 1 Gemüsezwiebel
- 1 Knoblauchzehe
- 1 ½ Bio Ingwer, frisch gerieben
- Olivenöl zum Anbraten
- 850 ml Gemüsebrühe, hefefrei
- Curry, nach Belieben
- Chili, optional
- Himalaja Salz und Pfeffer aus der Mühle
- 1 Bio Limette oder Bio Zitrone
- 50 g Kürbiskerne
- Kürbiskernöl, nach Bedarf
- Kokosmilch, nach Belieben
- Koriander oder glatte Petersilie zum Garnieren

Zubereitung:

1. Kürbis gründlich waschen, halbieren, Kerne entfernen und in mundgerechte Stücke zerteilen. Die Gemüsezwiebel und Knoblauch abziehen, Zwiebel klein schneiden und Knoblauch fein hacken.
2. Ingwer dünn schälen und mit einer Reibe fein reiben.
3. Olivenöl in einem Topf erwärmen, Zwiebel anschwitzen, Knoblauch dazugeben und kurz mit anbraten.
4. Ingwer und Kürbis hinzugeben und unter Rühren kurz mit anbraten.
5. Gemüsebrühe aufgießen und Curry hinzufügen. Anschließend den Kürbis garen, bis er weich ist.
6. Zwischenzeitlich eine Pfanne ohne Öl erwärmen und die Kürbiskerne darin rösten. Limette waschen, etwas Abrieb mit einer Reibe herstellen, die Limette halbieren und den Saft auspressen.
7. Die Suppe mit dem Zauberstab pürieren. Zum Schluss die Suppe mit Pfeffer, Chili, Curry, Limettenabrieb und Saft abschmecken. Die Suppe erneut erwärmen. Etwas Kokosmilch dazugeben und umrühren.
8. Die Suppe auf Tellern anrichten mit etwas Kürbiskernöl beträufeln und mit den Kürbiskernen garnieren.

Hinweis: Kokosmilch kann auch weggelassen werden.

Linsen Karotten Suppe

KH 45,5 g | EW 13,5 g | F 7,4 g | Kalorien 335

Zubereitungszeit: ca. 30 Minuten
Portionen: 2
Schwierigkeit: einfach

Zutaten:

- 100 g Linsen, braun oder rot
- Olivenöl
- 1 Bio Zwiebel, mittelgroß
- 2 Knoblauchzehen
- 2 Bio Karotten, groß
- Gemüsebrühe, hefefrei, nach Bedarf
- Steinsalz und Pfeffer
- Koriander zum Garnieren

Zubereitung:

1. Linsen nach Packungsanleitung kochen.
2. Karotten waschen, putzen und in kleine Würfel schneiden. Knoblauch und Zwiebel abziehen und den Knoblauch fein hacken und die Zwiebel in kleine Würfel schneiden.
3. In einem Topf Olivenöl erhitzen, Zwiebel glasig andünsten, Knoblauch dazugeben und kurz mit anbraten. Anschließend die Karotten dazugeben und die Gemüsebrühe aufgießen.
4. Das Ganze ca. 15 Minuten köcheln lassen (kommt auf die Größe der Karotten Würfel an).
5. Die fertigen Linsen zur Suppe geben und mit Pfeffer und Salz abschmecken.
6. Koriander waschen, trocknen und fein hacken.
7. Einen Teil der Suppe kann man herausnehmen und pürieren (dann wird die Suppe cremiger). Anschließend alles noch mal erhitzen.
8. Die Suppe auf Tellern anrichten und Koriander bestreuen.

Hinweis: Linsen gehören zu den guten Säurebildern.

TIPP: Anstelle von Koriander kann man auch Petersilie verwenden. Wer will, kann noch etwas Balsamico Essig in die Suppe geben (in manchen Gegenden gehört etwas Säure in jede Linsensuppe).

Pastinaken Suppe

KH 178 g | EW 22,2 g | F 6,3 g | Kalorien 959

Zubereitungszeit:	ca. 15 Minuten
Portionen:	2
Schwierigkeit:	einfach

Zutaten:

- 6 Bio Pastinaken
- 500 ml Gemüsebrühe, hefefrei
- 1 Stange Bio Lauch
- 1 rote Zwiebel
- 1 Bio Apfel
- getrocknete Tomaten
- Meersalz und Pfeffer
- Petersilie zum Garnieren

Zubereitung:

1. Zwiebel abziehen und in Würfel schneiden. Pastinaken mit einem Sparschäler schälen, waschen und in Stücke schneiden.
2. Lauch putzen, waschen und in Ringe schneiden.
3. Apfel waschen, Kerngehäuse entfernen und klein schneiden.
4. Öl in einem Topf erhitzen und die Zwiebeln darin anschwitzen. Lauch und Pastinaken hinzufügen und ebenfalls anrösten.
5. Mit der Gemüsebrühe ablöschen und den Apfel dazugeben. Das Ganze ca. 20–25 Minuten auf mittlerer Hitze köcheln lassen.
6. Anschließend die Suppe mit dem Zauberstab pürieren und mit Pfeffer und Meersalz abschmecken.
7. Tomaten in kleine Stücke schneiden, Petersilie waschen, trocknen und hacken.
8. Die Suppe auf zwei Teller verteilen und mit den Tomaten und Petersilie garnieren, sofort servieren.

Hinweis: Die Pastinake ist ein typisches Wintergemüse. Sie enthält zum Beispiel Vitamin E, Folsäure und Kalium. Sie hat einen leicht süßlich würzigen Geschmack. Die Pastinake eignet sich für die Zubereitung von Suppen, Püree und auch als Ofengemüse.

TIPP: Wer cremige Suppen lieber mag, kann etwas Kokosmilch in die Suppe geben.

Kürbis-Maroni-Suppe

👍👍👍👍

KH 98,1 g | EW 15,3 g | F 21,9 g | Kalorien 665

Zubereitungszeit: ca. 30 Minuten

Portionen: 2

Schwierigkeit: normal

Zutaten:

- 100 g vorgekochte Maroni
- 400 g Hokkaido Kürbis
- 600 ml Gemüsebrühe, hefefrei
- 50 ml Kokos-Cuisine oder eine andere vegane Sahne
- 1 TL Kurkuma
- Kardamom, nach Belieben
- 1 Schalotte
- Kokosöl
- Chili, nach Bedarf
- 1 Bio Limette
- Meersalz und Pfeffer, frisch gemahlen
- Kürbiskerne
- Kürbiskernöl und Gartenkresse zum Garnieren

Zubereitung:

1. Kürbis waschen, halbieren, Kerne mit einem Löffel entfernen und den Kürbis in mundgerechte Stücke schneiden. Maronen etwas klein schneiden.
2. Schalotte abziehen und in kleine Würfel zerteilen.
3. In einem Topf Öl erhitzen und die Schalotten anschwitzen, Maroni und Kürbis hinzufügen, kurz mit braten.
4. Mit der Gemüsebrühe ablöschen und auf mittlerer Hitze köcheln lassen bis zur gewünschten Festigkeit.
5. In einer Pfanne die Kürbiskerne rösten (ohne Öl).
6. Die Suppe mit dem Zauberstab pürieren und die Kokos-Cuisine dazugeben und umrühren. Zum Schluss mit Chili, Kardamom, Kurkuma, Salz und Limettensaft abschmecken.
7. Die-Suppe auf zwei Teller verteilen und die Kürbiskerne gleichmäßig darüber streuen, mit Kresse garnieren. Vor dem Servieren ein paar Tropfen Kürbiskernöl über die Suppe träufeln.

Hinweis: Die Suppe ist ideal für die kalte Jahreszeit, denn sie wärmt auf.

TIPP: Wenn die Suppe zu dick ist, einfach noch etwas Gemüsebrühe dazugeben.

Mittagessen Abendessen

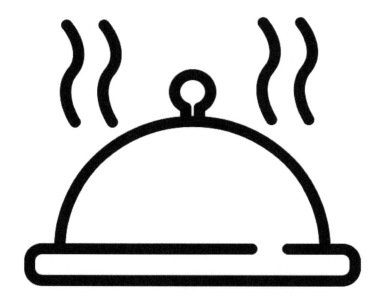

Kichererbsen-Eintopf

KH 95,8 g | EW 28,3g | F 20,3 g | Kalorien 756

Zubereitungszeit:	ca. 25 Minuten
Portionen:	2
Schwierigkeit:	einfach

Zutaten:

- 2 Knoblauchzehen
- 1 rote Zwiebel
- 1 Stück Ingwer, nach Belieben
- 1 Bio Süßkartoffel, klein
- 1 Fenchel, klein
- 1 Bio Zucchini, klein
- ½ Bio Paprika, gelb
- 1 EL Olivenöl oder Rapsöl
- Kreuzkümmel, Kurkuma, Koriander Samen, Zimt nach Geschmack
- Paprika edelsüß, Chili, nach Bedarf
- Meersalz und schwarzer Pfeffer
- 2 EL Tomatenmark
- ½ l Gemüsebrühe, hefefrei
- 1 Dose Kichererbsen
- 1 Bio Orange
- Petersilie zum Garnieren

Zubereitung:

1. Knoblauch, Zwiebel abziehen, Ingwer dünn schälen und alles hacken. Süßkartoffel schälen, waschen und in Würfel schneiden. Fenchel putzen, waschen und in mundgerechte Stücke schneiden.
2. Zucchini waschen längs durchschneiden und in Scheiben zerteilen.
3. Paprika waschen, halbieren Stielansatz und Kerne entfernen und würfeln.
4. Wok mit etwas Öl erhitzen. Zwiebel, Knoblauch und Ingwer darin ca. 3 Minuten andünsten. Anschließend das verbliebene Gemüse zusammen mit den Gewürzen hinzufügen, weitere ca. 5 Minuten dünsten.
5. Brühe mit Tomatenmark mischen und hinzufügen. Mit Deckel ca. 15 Minuten bei geringer Hitze köcheln lassen.
6. Kichererbsen abgießen, abspülen, abtropfen lassen und zum Gemüse geben, umrühren. Noch einmal ca. 5 Minuten zugedeckt garen. In der Zwischenzeit Orange waschen, Zesten herstellen und auspressen. Petersilie waschen, trocken schütteln und hacken. Zum Schluss mit Orangensaft und Abrieb abschmecken.

Quinoa Gemüse Bowl mit Dip

KH 88,7 g | EW 23,6 g | F 28,1 g | Kalorien 747

Zubereitungszeit:	ca. Minuten
Portionen:	2
Schwierigkeit:	einfach

Zutaten:

- 100 g Quinoa
- 1 TL Kurkuma
- 300 g Sellerie
- 1 Bio Karotte
- Olivenöl
- Paprikapulver, Meersalz und schwarzer Pfeffer
- Majoran, Thymian, getrocknet
- Petersilie
- 100 g Mandeljoghurt oder Bio Joghurt
- 1 EL Mandel- oder Erdnussmus
- 1 Prise Chili
- gehobelte Mandeln oder Erdnusskern
- 50 g Bio Babyspinat
- 2 EL Granatapfelkerne

Zubereitung:

1. Quinoa in ein Sieb geben und gründlich unter fließendem Wasser waschen.
2. Anschließend nach Packungsanleitung garen (ins Kochwasser Kurkuma geben). In der Zwischenzeit Knollensellerie und Karotte schälen, waschen und würfeln.
3. In einer Pfanne Öl erhitzen, Karotte und Sellerie unter gelegentlichem umrühren ca. 10 Minuten dünsten. Himalaja Salz, Pfeffer und den anderen Gewürzen dazugeben.
4. Petersilie waschen, trocknen und fein hacken. Joghurt in eine Schüssel geben, Mandelmus und die Hälfte der Petersilie hinzugeben, umrühren und mit Pfeffer, Salz, und Chili abschmecken. Spinat waschen und trocknen. Granatapfel halbieren und mit einem Löffel vorsichtig die Kerne herauslösen.
5. Quinoa und Spinat auf zwei Schalen verteilen und das Gemüse darauf anrichten. Mandeln, Granatapfelkerne und die restliche Petersilie darauf verteilen und entweder mit der Sauce beträufeln oder die Sauce dazu reichen.

Gefüllte Tomaten

KH 60,3 g | EW 12,6 g | F 7,6 g | Kalorien 395

Zubereitungszeit: ca. 35 Minuten
Portionen: 2
Schwierigkeit: normal

Zutaten:

- 4 große Bio Tomaten
- 120 g Vollkornreis
- 1 rote Zwiebel, groß
- Olivenöl
- 1 EL Tomatenmark
- Xylit, nach Belieben
- ½ Bund Petersilie
- Minze, nach Bedarf
- Dill, nach Belieben
- 1 TL Oregano, getrocknet
- Pfeffer und Himalaja Salz aus der Mühle
- 200 ml Tomatensaft, ohne Zusätze
- 100 ml Wasser

Zubereitung:

1. Tomaten waschen, Grün entfernen und von jeder Tomate einen Deckel abschneiden.
   Vollkornreis nach Packungsanleitung kochen. Tomaten mit einem Löffel vorsichtig aushöhlen.
2. Ausgelöste Tomatenfleisch anschließend sehr klein schneiden. Tomaten mit Salz und Pfeffer (von innen) würzen.
3. Petersilie, Minze und Dill waschen, trocknen schütteln und hacken.
4. Zwiebel schälen und klein schneiden, Olivenöl in einer Pfanne erhitzen und glasig anschwitzen. Anschließend Tomatenmark, das Tomatenfleisch und bei Bedarf etwas Xylit dazugeben, umrühren und beiseitestellen.
5. Backofen auf 180 Grad vorheizen (Umluft).
6. Die gehackten Kräuter, Zwiebel und Reis in eine Schüssel geben, mischen und Pfeffer und Salz abschmecken.
7. Danach die Tomaten mit der Reis-Mischung füllen, mit etwas Olivenöl beträufeln, den Deckel darauflegen und in eine Auflaufform setzen. Wasser und Tomatensaft aufgießen und im Backofen ca. 20 Minuten garen. Die Tomate sollte bissfest bleiben und die Füllung heiß sein.
8. Die fertigen Tomaten anrichten und gleich servieren.

Kartoffel-Paprika Frittata

KH 105,3g | EW 50,7 g | F 47,9 g | Kalorien 1101

Zubereitungszeit:	ca. 35 Minuten
Portionen:	2
Schwierigkeit:	normal

Zutaten:

- 400 g Kartoffeln, klein
- 1 rote Bio Paprika
- 1 gelbe Bio Paprika
- 1 Zwiebel, rot
- Olivenöl
- Chilischote, nach Belieben
- 50 g Oliven ohne Stein, schwarz
- 1 Knoblauchzehe
- Thymian (frisch), nach Belieben
- 4 Bio-Eier
- 50 ml Bio Sahne oder vegane Sahne
- Cayennepfeffer, Himalaja Salz und Pfeffer zum Würzen

Zubereitung:

1. Kartoffeln waschen und kochen (Pellkartoffeln). Abkühlen lassen und anschließend pellen. Die gut ausgekühlten Kartoffeln in Scheiben schneiden.
2. Paprika waschen, Stielansatz und Kerne entfernen und in Streifen oder mundgerechte Stücke schneiden. Zwiebel schälen, in Ringe schneiden.
3. Eine Pfanne mit Olivenöl erhitzen und Zwiebeln sowie Paprika ca. 3 Minuten anbraten.
4. Chili waschen, Scheidewände und Kerne entfernen. Knoblauch schälen, beides sehr klein schneiden. Anschließend zu den Paprika in die Pfanne geben. Zuletzt die Kartoffelscheiben hinzufügen und kurz mit braten, würzen. Thymian waschen, trocknen und Blättchen abzupfen.
5. Eier mit der Sahne verrühren, leicht würzen und gleichmäßig über die Frittata verteilen.
6. Oliven in Scheiben schneiden und darauf verteilen und mit Thymian bestreuen. Zugedeckt stocken lassen (bei mittlerer Hitze).
7. Deckel ab und zu anheben (dann kann der Dampf entweichen). Kurz vor Ende den Deckel entfernen und fertig stocken lassen.
8. Die Frittata auf einen großen Teller geben, in Stücke schneiden und anrichten. Wer mag, kann einen frischen Salat dazu servieren.

Hinweis: Die Frittata kann auch aus rohen Kartoffeln gemacht werden.

Rosenkohl Linsen Pfanne

KH 65,6 g | EW 31,6 g | F 2,6 g | Kalorien 457

Zubereitungszeit:	ca. 40 Minuten
Portionen:	2
Schwierigkeit:	normal

Zutaten:

- 75 g Beluga- oder Berglinsen
- 225 g Bio Rosenkohl
- 5 getrocknete Tomaten
- 1 Schalotte
- Rapsöl zum Braten
- 1 EL Sultaninen oder Rosinen
- 25 ml Apfelsaft, frisch gepresst
- 25 ml Gemüsebrühe, hefefrei
- 1 EL Apfelessig
- Steinsalz und schwarzer Pfeffer
- frischer Meerrettich, optional
- Petersilie zum Garnieren

Zubereitung:

1. Linsen nach Packungsanleitung kochen. In der Zwischenzeit den Rosenkohl putzen, waschen und garen (in Salzwasser), abgießen und in einem Sieb abtropfen lassen. Tomaten in dünne Streifen schneiden. Schalotte abziehen und klein schneiden.
2. In einer Pfanne Öl erhitzen. Schalotte andünsten. Rosenkohl dazugeben und ca. 5 Minuten braten. Die Sultaninen und die getrockneten Tomaten in die Pfanne geben und vermengen, noch ca. 5 Minuten bei geringer Hitze weiter braten.
3. Rosenkohl mit Gemüsebrühe und Apfelsaft ablöschen und kurz die Flüssigkeit reduzieren lassen.
4. Die gegarten Linsen dazugeben und untermischen, mit Essig, Salz und Pfeffer abschmecken und weitere 2–3 Minuten sanft köcheln lassen.
5. Petersilie waschen, trocknen und grob hacken. Meerrettich schälen und reiben.
6. Die Rosenkohl Linsen Pfanne auf zwei Teller verteilen und den geriebenen Meerrettich und die Petersilie gleichmäßig darüber verteilen.

Hinweis: Für dieses Gericht sollten Sie keine roten Linsen verwenden, da diese zu schnell zerfallen und dann matschig werden.

TIPP: Falls die Sultaninen sehr hart sind, können sie vorher etwas einweichen.

Lachsfilet auf Gemüsebett mit Pesto

KH 29,9 g | EW 91,1 g | F 102,6 g | Kalorien 1459

Zubereitungszeit: ca. 20 Minuten
Portionen: 2
Schwierigkeit: normal

Zutaten:

- 2 Lachsfilets à 180 g
- Olivenöl, zum Anbraten
- Meersalz und schwarzer Pfeffer, frisch gemahlen

Für Gemüsespaghetti:
- 2 große Bio Zucchini, gelb und grün
- 1 lila Rettich
- 2 Bio Karotten
- 2 EL Butter

Für das Pesto:
- 50 g Tomaten, getrocknet in Öl
- 1 ½ EL Pinienkerne
- 1 EL Tomatenmark
- 1 Knoblauchzehe
- 1 Bio Limette (Abrieb und Saft)
- 25 ml Olivenöl, mild
- Pfeffer

Zubereitung:

1. Zucchini waschen und Enden abschneiden, Rettich waschen und putzen. Karotte waschen und schälen. Aus dem gesamten Gemüse Nudeln herstellen (Spiralschneider oder Sparschäler)
2. Alle Zutaten für das Pesto in einen Mixer geben und kräftig mixen, bis das Pesto schön cremig ist. Bei Bedarf noch etwas Öl hinzufügen.
3. Eine Pfanne mit Öl erhitzen. Das Lachsfilet mit Salz und Pfeffer würzen und auf der Hautseite knusprig braten, dann kurz wenden und bei sehr wenig Hitze die zweite Seite ziehen lassen.
4. In der Zwischenzeit eine zweite Pfanne aufstellen und mit etwas Butter oder Öl erhitzen. Die Gemüse Nudeln hineingeben und bissfest garen, hin und wieder umrühren.
5. Die fertigen Gemüse Nudeln auf zwei Teller verteilen, den Lachs darauf geben und das Pesto dazu reichen.

Hinweis: Wer will, kann das Lachsfilet vor dem Braten mit etwas Sojasoße, Salz und Pfeffer sowie etwas Balsamico marinieren. Fisch ist gesund, er sollte auch in der basenüberschüssigen Ernährung hin und wieder gegessen werden.

Herzhafte Quinoa Burger

KH 50,2 g | EW 26,6 g | F 17,9 g | Kalorien 514

Zubereitungszeit:	ca. 45 Minuten
Portionen:	2
Schwierigkeit:	normal

Zutaten:

- 150 g Quinoa, bunt
- ½ Stange Bio Lauch
- 1 rote Bio Paprika
- 2 TL Johannisbrotkernmehl
- Kichererbsen Mehl
- 1 Bio-Ei
- 1 EL Sonnenblumenkerne
- Himalaja Salz und Pfeffer
- Kurkuma, frisch oder gemahlen
- Cayennepfeffer, nach Belieben

Zubereitung:

1. Quinoa unter fließendem Wasser gründlich waschen. Anschließend nach Packungsanleitung garen.
2. Lauch waschen und in dünne Ringe schneiden. Eine Pfanne mit Olivenöl erhitzen und den Lauch darin garen.
3. Paprika waschen, halbieren, Stielansatz und die Kerne entfernen, in kleine Stücke schneiden.
4. Quinoa in eine Schüssel geben, Kichererbsen Mehl, Ei, Johannisbrotkernmehl, Lauch, Paprika und Sonnenblumenkerne hinzufügen und alles gut vermengen. Kurkuma dünn schälen und fein reiben. Die Masse mit Pfeffer, Salz und Kurkuma würzen.
5. Danach muss die Masse ca. 20 Minuten ruhen.
6. Anschließend Öl in einer Pfanne erhitzen, aus der Masse Burger formen und rundherum goldbraun braten.
7. Die fertigen Burger auf Küchenpapier legen, damit das überschüssige Fett ablaufen kann.

Hinweis: Die Burger sind auch super zum Mitnehmen ins Büro oder für ein Picknick geeignet. Quinoa gehört zu den Pseudogetreiden und ist gut für die basenüberschüssige Ernährung geeignet. Kichererbsen Mehl zählt ebenfalls zu den gesunden Säurebildern.

TIPP: Dazu passt ein frischer Salat.

Kartoffel-Champignon-Pfanne

KH 98,4 g | EW 30,7 g | F 13,7 g | Kalorien 680

Zubereitungszeit:	ca. 35 Minuten
Portionen:	2
Schwierigkeit:	normal

Zutaten:

- 500 g Kartoffeln, festkochend
- 200 g Bio Champignons, braun
- 4 Frühlingszwiebeln
- Olivenöl
- schwarzer Pfeffer und Himalaja Salz
- 2 Bio-Eier

Zubereitung:

1. Kartoffeln kochen, abgießen, etwas abkühlen lassen und pellen. Anschließend die Kartoffeln in Scheiben schneiden.
2. Die Champignons putzen und kleine Pilze halbieren, große vierteln.
3. Frühlingszwiebeln putzen, waschen, in Ringe schneiden.
4. In einer Pfanne Olivenöl erhitzen und die Kartoffeln braun braten.
5. Eine zweite Pfanne mit etwas Öl erhitzen und die Pilze anbraten.
6. Das weiße der Frühlingszwiebeln zu den Pilzen geben und alles garen.
7. Pilze in die Pfanne mit den Kartoffeln geben, das Grün von den Frühlingszwiebeln hinzufügen, mit Salz und Pfeffer würzen.
8. Die Eier in einer beschichteten Pfanne braten.
9. Auf zwei Teller verteilen, die Eier darauflegen und servieren.

Hinweis: Eier gehören zu den Säurebildern, sind aber trotzdem für die basenüberschüssige Ernährung gut geeignet. Achten Sie auf eine gute Qualität der Eier.

TIPP: Anstelle der Champignons können auch Kräuterseitlinge oder andere Pilze verwendet werden.

Gebratener Kabeljau auf Pastinaken-Kartoffelstampf

KH 95,3 g | EW 93,1 g | F 14,0 g | Kalorien 922

Zubereitungszeit: ca. 30 Minuten
Portionen: 2
Schwierigkeit: normal

Zutaten:
- 400 g Kabeljaufilet
- Öl zum Braten

Für den Stampf:
- 300 g Bio Pastinaken
- 300 g Kartoffeln, mehlig
- 150 ml Mandel Drink
- 50 ml Bio Sahne
- Butter, nach Belieben
- Meersalz und schwarzer Pfeffer, frisch gemahlen
- Muskat, optional
- Petersilie zum Garnieren

Zubereitung:
1. Pastinaken waschen, mit dem Sparschäler schälen und klein schneiden. Kartoffeln schälen, waschen und würfeln.
2. Kartoffeln und Pastinaken getrennt voneinander kochen (die Pastinaken sind schneller gar).
3. Zwischenzeitlich Petersilie waschen, trocknen und hacken. Mandel Drink in einem Topf erwärmen.
4. Kabeljau mit etwas Küchenpapier trocken tupfen. Eine Pfanne mit Öl erhitzen und den Fisch von beiden Seiten braten (nicht zu heiß).
5. Pastinaken und Kartoffeln abgießen, in einen Topf schütten und mit dem Kartoffelstampfer oder der Kartoffelpresse zerkleinern. Mandel Drink, Sahne und die Petersilie hinzufügen und gut verrühren.
6. Den Stampf mit Meersalz, Pfeffer und Muskat (optional) abschmecken.
7. Den Kabeljau auf dem Pastinaken-Kartoffelstampf anrichten. Zum Schluss mit etwas Petersilie bestreuen.

Hinweis: Fisch gehört zu den Säurebildern, dennoch ist er sehr gesund und kann in die Basischer Ernährung hin und wieder integriert werden.

TIPP: Wer will, kann etwas Butter in den Stampf geben.

Linsen Spargel Bowl mit Ei

KH 73,4 g | EW 56,2 g | F 42,5 g | Kalorien 922

Zubereitungszeit:	ca. 25 Minuten
Portionen:	2
Schwierigkeit:	normal

Zutaten:

- 100 g Beluga-Linsen
- 250 g Spargel, grün
- 250 g junge Bio Kohlrabi mit zarten Blättern
- 1 Bio Zitrone
- Senf, nach Belieben
- Kokosblütensirup, nach Belieben
- 1 EL Olivenöl
- Gemüsebrühe, hefefrei
- Meersalz und schwarzer Pfeffer
- 1 EL Sesam
- 1 EL Sonnenblumenkerne
  2 EL Apfelessig
- 2 Bio-Eier

Zubereitung:

1. Linsen waschen und nach Packungsanleitung kochen.
2. In der Zwischenzeit den grünen Spargel putzen (nur das untere Drittel der Spargel Stangen muss geschält werden).
3. Die Stangen halbieren und ca. 4–5 Minuten in kochendes Wasser garen.
4. Nach dem Kochen mit kaltem Wasser abspülen (so bleibt die schöne grüne Farbe erhalten).
5. Kohlrabi schalen, waschen, halbieren und in schmale Streifen schneiden. Die zarten Blätter waschen und zerteilen. Zitrone waschen, ein paar Zesten schneiden, halbieren und auspressen. Aus Zitronensaft, Kokosblütensirup, Senf, Öl, Pfeffer und Salz ein Dressing zubereiten.
6. Eier kochen, schälen und halbieren.
7. Die Sonnenblumenkerne und den Sesam in einer Pfanne ohne Öl rösten.
8. Das Gemüse, die Linsen und Kohlblätter in zwei Schalen anrichten. Die Samen und Kerne darüber verteilen und mit dem Dressing beträufeln. Zum Schluss die Eier darauflegen und die Eier mit etwas frisch gemahlenem Pfeffer und Salz bestreuen.

Hinweis: Wer will, kann anstelle der gekochten Eier auch pochierte Eier auf den Salat geben.

Blumenkohl Couscous

👍👍👍👍

KH 25,7g | EW 15,4 g | F 72,8 g | Kalorien 821

Zubereitungszeit: ca. 15 Minuten

Portionen: 2

Schwierigkeit: normal

Zutaten:

- 200 g Blumenkohl
- ½ Granatapfel
- 2 EL Mandelstifte
- Minze
- Für das Dressing:
- 3 EL Leinöl oder Olivenöl)
- 2 EL Wasser
- 1 EL Mandelmus, hell
- Yaconsirup, nach Belieben
- ½ Bio Zitrone
- 1 TL Ras el Hanout
- Kurkuma Pulver, nach Belieben
- Ingwer, gemahlen, nach Bedarf
- Steinsalz und Pfeffer, frisch gemahlen

Zubereitung:

1. Blumenkohl putzen, Strunk abschneiden, in Röschen zerteilen und waschen.
2. Blumenkohlröschen in einer Küchenmaschine oder einen Kutter geben und auf niedriger Stufe mixen. Es sollten kleine Körner entstehen (ähnlich wie Couscous). Den Couscous in eine Schüssel geben.
3. Granatapfel halbieren und mithilfe eines Löffels die Kerne herauslösen (Achtung der Saft färbt stark).
4. Mandelstifte in einer Pfanne ohne Öl rösten. Zitrone waschen Abrieb herstellen und auspressen.
5. Die Granatapfelkerne zusammen mit Ingwer und Kurkuma zum Salat geben und gut vermischen. Minze waschen, trocknen und hacken. Die Minze zum Blumenkohl geben und noch einmal gut mischen.
6. Aus Öl, Wasser Mandelmus, Zitronensaft und Abrieb sowie Yaconsirup ein Dressing bereiten. Dressing zum Blumenkohl geben und zusammen mit der Minze gut vermischen.

TIPP: Anstelle von Mandeln können auch Cashew Kerne und Cashew Mus verwendet werden. Wer will, kann noch etwas Granatapfelsaft zum Dressing geben.

Brokkoli Süßkartoffel Gemüse

👍👍👍👍

KH 152,3 g | EW 16,5 g | F 15 g | Kalorien 888

Zubereitungszeit:	ca. 40 Minuten
Portionen:	2
Schwierigkeit:	normal

Zutaten:

- 250 g Süßkartoffeln
- 150 g Bio Brokkoli
- 150 g Ananas, frisch
- 140 g Bio Birne
- 1 Bio Zitrone
- 100 g rote Bio Paprika
- 80 g Lauch
- 200 ml Kokosmilch
- 1 Bio Orange 5 EL Orangensaft, frisch gepresst
- 2 EL Kokosöl
- 2 TL Zitronensaft, frisch gepresst
- Ingwer, frisch
- Curry, nach Belieben
- Koriander zum Garnieren
- Himalaja Salz und Pfeffer, frisch gemahlen

Zubereitung:

1. Süßkartoffel, schälen, waschen und in Würfel schneiden (1,5-cm). Brokkoli waschen, Röschen abschneiden. Ananas schälen, Strunk entfernen und in mundgerechte Stücke zerteilen. Birne schälen und das Kerngehäuse herausschneiden, in Spalten schneiden. Zitrone halbieren, auspressen und die Birne mit Zitronensaft beträufeln. Orange halbieren und auspressen, Ingwer reiben.
2. Paprika waschen, Stielansatz und Kerne entfernen und klein schneiden. Lauch putzen, waschen und in ca. 5-mm-Stücke schneiden. In einem Topf Kokosöl erhitzen. Süßkartoffeln ca. 3 Minuten darin anbraten, Lauch und Ingwer hinzufügen, mit Curry würzen und mit Orangensaft ablöschen. Kokosmilch einrühren, mit Chili, Salz und Pfeffer abschmecken.
3. Zugedeckt bei geringer Hitze ca. 10 Minuten sanft köcheln lassen. In einem Topf Wasser mit etwas Salz kochen. Brokkoli ca. 2 Mininuten kochen, dann abgießen, kalt abspülen, abtropfen lassen. Paprika- und Ananas dazugeben und ca. 3 – 4 Minuten köcheln, Brokkoli dazugeben und erwärmen. Mit Pfeffer, Zitronensaft und Salz abschmecken und die Birne unterheben. Mit Koriander garnieren.

Pilz-Kartoffel Curry

KH 70,6 g | EW 32,7 g | F 30,1 g | Kalorien 732

Zubereitungszeit:	ca. 35 Minuten
Portionen:	2
Schwierigkeit:	normal

Zutaten:

- 400 g Pilze, gemischt
- 300 g Kartoffeln, festkochend
- 200 g Bio Tomaten
- ½ rote Zwiebeln
- 1 Knoblauchzehe
- Ingwer, frisch, nach Bedarf
- ½ rote Chilischote
- 250 ml Gemüsebrühe, hefefrei
- 3 EL Kokosöl
- 1 TL Senfsamen
- 1 TL Currypulver
- Meersalz
- Pfeffer aus der Mühle
- Koriander zum Garnieren
-

Zubereitung:

1. Pilze putzen und klein schneiden, Kartoffeln schälen und in kleine Würfel schneiden. Tomaten waschen und in Scheiben schneiden (etwas dicker).
2. Zwiebel und Knoblauch abziehen, Zwiebel in Scheiben schneiden, Knoblauch hacken. Ingwer reiben, Chili halbieren, Kerne entfernen und hacken.
3. In einer Pfanne Öl erhitzen. Knoblauch, Chili, Ingwer, und Senfsamen hineingeben und ca. 2 Minuten anbraten. Curry dazugeben und kurz anrösten. Die Zwiebeln dazugeben und erneut ca. 2 Minuten braten, immer wieder umrühren.
4. Kartoffeln und Pilze hinzufügen. Mit Pfeffer und Salz würzen und ca. 4 Minuten braten. Gemüsebrühe aufgießen und ca.15 Minuten zugedeckt köcheln lassen; hin und wieder umrühren.
5. Temperatur erhöhen und die Tomaten dazugeben. Deckel entfernen und noch ca. 5 Minuten köcheln lassen.
6. Koriander waschen, trocknen und hacken. Auf zwei Tellern anrichten und mit Koriander bestreuen.

Mediterranes Ofengemüse

KH 51,2 g | EW 17,9 g | F 14,3 g | Kalorien 456

Zubereitungszeit:	ca. 35 Minuten
Portionen:	2
Schwierigkeit:	normal

Zutaten:

- 400 g Bio Zucchini
- 400 g Bio Paprika
- 100 g Bio Tomaten, klein
- 150 g Aubergine
- 1 Zwiebel, rot
- 2 EL schwarze Oliven
- 1 Knoblauchzehe
- Thymian, frisch & Basilikum, frisch
- schwarzer Pfeffer, frisch gemahlen
- Olivenöl

Zubereitung:

1. Backofen auf 180 Grad vorheizen. Enden der Zucchini abschneiden und in Scheiben schneiden.
2. Paprika waschen, halbieren, Stielansatz und Kerne entfernen und in mundgerechte Stücke schneiden.
3. Aubergine putzen (Enden abschneiden), in dünne Scheiben oder kleine Würfel schneiden.
4. Zwiebeln und Knoblauch schälen. Die Zwiebel in kleine Würfel schneiden und den Knoblauch fein hacken.
5. Kräuter waschen, trocknen und hacken. Oliven abtropfen lassen und in Ringe schneiden. Tomaten waschen (ganz lassen).
6. Das vorbereitete Ofengemüse in eine große Auflaufform geben, die Kräuter hinzufügen. Mit Olivenöl beträufeln und vermengen.
7. Die Auflaufform in den Backofen geben und das Gemüse ca. 25 Minuten backen.
8. Das Gemüse sollte hin und wieder umgerührt werden.
9. Zum Schluss das Ofengemüse mit frisch gemahlenem Pfeffer und Salz würzen.

Hinweis: Wer irgendein Gemüse nicht mag, kann es natürlich gern austauschen. Dazu passt ein frisch zubereiteter Dip.

TIPP: Wer will, kann das Gemüse kurz vor dem Servieren noch mit frischem Basilikum beträuen.

Low Carb Gemüse Burger

KH 54,3 g | EW 68,5 g | F 134,1 g | Kalorien 1773

Zubereitungszeit: ca. 20 Minuten
Portionen: ca. 4 Stück
Schwierigkeit: normal

Zutaten:

- 250 g Sonnenblumenkerne
- 1 Bio Karotte, mittelgroß
- 1 Bio Sellerie, mittelgroß
- 3 Frühlingszwiebeln
- 1 rote Bio Paprika
- frisches Basilikum, nach Belieben
- frische Petersilie, nach Belieben
- Meersalz und schwarzer Pfeffer

Zubereitung:

1. Sonnenblumenkerne für ca. 7 Stunden in Wasser einweichen.
2. Die Karotte waschen schälen, den Sellerie schälen und waschen, Frühlingszwiebeln putzen und waschen, alles klein schneiden.
3. Paprika waschen und Stielansatz sowie Kerne entfernen und zerkleinern. Basilikum und Petersilie waschen trocknen und fein hacken.
4. Das ganze Gemüse und die Sonnenblumenkerne im Mixer oder der Küchenmaschine zerkleinern bis alles gut vermengt wurde.
5. Die Masse mit Meersalz und Pfeffer würzen. Mit feuchten Händen Burger formen. Eine Pfanne mit Olivenöl erhitzen und die Burger rundherum braun braten.
6. Den Bratling zu frischem Salat genießen oder mit basischem Brot, frischem Gemüse und basischer Mayonnaise als Burger servieren.

Hinweis: Die Burger können auch auf dem Grill zubereitet werden, das spart Fett. Die Burger sind auch gut zum Mitnehmen geeignet.

TIPP: Richten Sie die Burger auf einem frischen Salat an. Dazu passt eine basische Mayonnaise oder Chilisoße.

Ratatouille, basisch

KH 57,8 g | EW 25 g | F 37,1 g | Kalorien 795

Zubereitungszeit: ca. 25 Minuten
Portionen: 2
Schwierigkeit: normal

Zutaten:

- 5 Bio Tomaten
- 1 Bio Zucchini, groß
- 1 Bio Aubergine, groß
- 1 grüne Bio Paprika
- 1 große Zwiebel, rot
- 2 Knoblauchzehen
- 2 TL Kräuter der Provence
- 3 EL Olivenöl
- Meersalz und schwarzer Pfeffer
- Cayennepfeffer, nach Belieben
- 1 Tasse Wasser
- Basilikum, Petersilie zum Garnieren

Zubereitung:

1. Tomaten und Paprika waschen und enthäuten. Anschließend in Würfel schneiden. Aubergine und Zucchini waschen, die Enden entfernen und in Würfel zerteilen.
2. Zwiebel und Knoblauch abziehen und die Zwiebel in Scheiben schneiden und den Knoblauch fein hacken.
3. Olivenöl in einer Pfanne erhitzen und die Zwiebel darin kurz andünsten, Knoblauch dazugeben und mit dünsten.
4. Aubergine, Paprika und Zucchini dazugeben und ca. 10 Minuten braten, hin und wieder umrühren.
5. Etwas Wasser, die Tomaten und Kräuter in die Pfanne geben. Alles verrühren und solange köcheln lassen, bis die gewünschte Konsistenz erreicht ist (nicht zerkochen lassen).
6. Petersilie und Basilikum waschen, trocknen und fein hacken.
7. Mit Pfeffer und Salz abschmecken. Auf zwei Teller verteilen und mit frischen Kräutern garnieren.

Hinweis: Tomaten häuten ist ganz einfach. Die Tomaten in eine Schüssel geben, heißes Wasser darüber gießen und kurz ziehen lassen. Die Schale lässt sich nach kurzer Zeit ganz einfach entfernen. Paprika auf ein Backblech geben, Backofen erhitzen, kurz Backen lassen, dann kann die Schale leicht entfernt werden.

Buntes Gemüse-Curry

👍👍👍👍

KH 46,5 g | EW 19,9 g | F 11,6 g | Kalorien 407

Zubereitungszeit: ca. 20 Minuten

Portionen: 2

Schwierigkeit: normal

Zutaten:

- 200 g Bio Karotten
- 250g Bio Brokkoli
- 125 g Bio Schoten
- 1 EL Kokosöl
- 1 rote Zwiebel, mittelgroß
- 1 Knoblauchzehe
- 1 Bio Zitrone
- 100 ml Kokosmilch, ungesüßt
- 100 ml Gemüsebrühe (hefefrei)
- Currypulver, nach Belieben
- Garam Masala, nach Bedarf
- Meersalz und schwarzer Pfeffer

Zubereitung:

1. Karotten waschen, Grün abschneiden, dünn schälen und in Scheiben schneiden. Brokkoli putzen, in Röschen zerteilen und waschen. Schoten waschen, putzen und bei Bedarf einmal halbieren.
2. Zwiebel und Knoblauch abziehen, Zwiebel in Würfel schneiden, Knoblauch sehr fein hacken.
3. Das Öl in einer Pfanne erhitzen und die Zwiebel darin andünsten, Knoblauch hinzugeben und mit dünsten., Currypulver dazugeben.
4. Brokkoli und Karotten sowie Schoten hinzufügen und umrühren.
5. Gemüsebrühe und Kokosmilch einrühren und zugedeckt bei wenig Hitze ca. 8–10 Minuten köcheln, hin und wieder umrühren. Zitrone halbieren und auspressen.
6. Mit Pfeffer, Meersalz, Garam Masala und ein wenig Zitronensaft abschmecken. Auf Teller verteilen und sofort servieren.

Hinweis: Das Gemüse sollte nicht zerkochen (nur bissfest garen). Dieses Gericht ist nicht nur lecker und basisch, es steckt auch voll wichtiger Nährstoffe. Es enthält unter anderem viel Vitamin C, Ballaststoffe, Mineralien und Antioxidantien.

TIPP: Anstelle von Schoten können auch grüne Erbsen verwendet werden.

Zoodles mit Tomatensoße

👍 👍 👍

KH 18,0 g | EW 9,5 g | F 8,9 g | Kalorien 220

Zubereitungszeit: ca. Minuten

Portionen: 2

Schwierigkeit: normal

Zutaten:

- 1 Bio Zucchini, groß
- Olivenöl

Für die Soße:

- 1 rote Zwiebel
- 1 Knoblauchzehe
- Kapern, optional
- Oliven, optional
- Olivenöl
- 1 Dose Tomaten, gehackt
- Chili, nach Belieben
- Meersalz und schwarzer Pfeffer
- Schnittlauch oder Basilikum zum Garnieren

Zubereitung:

1. Knoblauch und Zwiebel abziehen und Zwiebel in Würfel schneiden, Knoblauch sehr fein hacken. Olivenöl in einer erhitzen, Zwiebel und Knoblauch glasig anbraten.
2. Tomaten hinzufügen und etwas reduzieren lassen. Oliven und Kapern klein schneiden und zur Soße geben.
3. Zwischenzeitlich die Zucchini waschen, Enden entfernen (nicht schälen) und mithilfe eines Julienne Schälers oder Spiralschneiders die Zucchini iin dünne Streifen schneiden.
4. Öl in einer weiteren Pfanne erhitzen und die Zoodles kurz darin schwenken (sie sollten bissfest bleiben).
5. Die Tomatensoße mit Pfeffer, Meersalz und wer mag, mit Chili abschmecken.
6. Schnittlauch waschen, trocknen und in Röllchen schneiden. Die Zoodles mit der Tomatensoße auf zwei Teller verteilen und mit dem Schnittlauch garnieren.

Hinweis: Zucchini ist gesund, sie wirkt entwässernd und stärkt das Immunsystem. Zudem ist sie kalorienarm.

TIPP: Anstelle von Zucchini können Sie auch Sellerie oder Karotten verwenden.

Blumenkohl-Gratin

KH 26,7 g | EW 25,4 g | F 45,1 g | Kalorien 637

Zubereitungszeit:	ca. 25 Minuten
Portionen:	2
Schwierigkeit:	einfach

Zutaten:

- 400 g Blumenkohl
- 250 ml Bio Sahne
- 1 Bio Ei
- Meersalz und schwarzer Pfeffer
- Cayennepfeffer, nach Belieben
- Muskat, optional
- 50 g veganer Käse, gerieben
- Butter
- Schnittlauch zum Garnieren

Zubereitung:

1. Blumenkohl putzen (Blätter, Stiele und Strunk entfernen), waschen, in Röschen teilen und in Salzwasser bissfest garen (kann noch gut fest sein).
2. Eine Auflaufform einfetten, das Ei mit der Sahne verrühren und mit Salz, Cayennepfeffer und etwas Muskat verquirlen.
3. Wenn der Blumenkohl fertig ist, abgießen, in die Auflaufform geben und die Eimasse gleichmäßig darüber verteilen. Den Käse darüber verteilen und zum Schluss noch ein paar Butterflocken auf den Auflauf geben.
4. Im Backofen ca. 15 Minuten backen (oder bis zur gewünschten Festigkeit).
5. In der Zwischenzeit Schnittlauch waschen, trocknen und in Röllchen schneiden.
6. Blumenkohl Gratin auf zwei Teller verteilen und mit Schnittlauch bestreuen.

Hinweis: Dazu passen Rosmarinkartoffeln oder ein frischer Salat. Wenn Sie etwas mehr Blumenkohl nehmen, ist es eine vollständige Mahlzeit.

TIPP: Blumenkohl kann durch Brokkoli oder Romanesco ersetzt werden.

Kartoffelschmarrn mit Lauch

👍👍👍

KH 77 g | EW 32,4 g | F 62 g | Kalorien 988

Zubereitungszeit: ca. 30 Minuten

Portionen: 2

Schwierigkeit: normal

Zutaten:

- 150 g Kartoffeln, festkochend
- ½ Stange Bio Lauch
- 2 Bio-Eier
- 2 EL saure Sahne
- 40 g Butter
- 60 ml Wasser
- 60 g Buchweizenmehl
- Schnittlauch, nach Belieben
- Öl zum Braten
- Meersalz und Pfeffer, optional Muskat

Zubereitung:

1. Backofen auf 180 Grad Ober-/ Unterhitze vorheizen.
2. Kartoffeln pellen und grob reiben. Die getrockneten Tomaten klein schneiden. Lauch putzen, waschen und in feine Ringe schneiden.
3. In einer Pfanne ca. 15 g Butter erhitzen (nicht braun werden lassen). Lauch hineingeben und goldbraun braten, herausnehmen.
4. Eier trennen, Eiweiß kaltstellen und Eigelb in eine Schüssel geben.
5. Wasser (Mandel Drink) und Eigelb verquirlen (am besten mit einem Schneebesen), Buchweizenmehl dazugeben und erneut verrühren.
6. Saure Sahne, Pfeffer, Salz und Muskat dazugeben und zu einem Teig verarbeiten.
7. Anschließend das Eiweiß mit einer Prise Salz Steif schlagen.
8. Danach sehr vorsichtig unter den Teig heben.
9. Öl in einer ofenfesten, beschichteten Pfanne erhitzen, Teig hineingießen, Kartoffelraspel und geschnittene Tomaten darüber verteilen und bei mäßiger Hitze braten, bis er von unten goldbraun ist.
10. Dann in den Backofen schieben und fertig Backen. In Stücke zerteilen.
11. Schnittlauch waschen, trocknen und in Röllchen schneiden.
12. Den Schmarrn auf zwei Teller verteilen, frisch gemahlenen Pfeffer darüber geben und den Schnittlauch darüber streuen.

Hinweis: Das Buchweizenmehl können Sie auch durch Teffmehl ersetzten.

TIPP: Anstelle von Schnittlauch kann auch Petersilie verwendet werden.

Rosenkohl Gratin

KH 77 g | EW 41,1 g | F 44,4 g | Kalorien 933

Zubereitungszeit: ca. 45 Minuten
Portionen: 2
Schwierigkeit: normal

Zutaten:

- 400 g Bio Rosenkohl
- Meersalz
- etwas Kokosblütenzucker
- 150 g Kartoffel, festkochend
- 1 kleine Bio Birne
- 1 Knoblauchzehe
- 2 EL Pinienkerne
- 150 g Bio Sahne
- 1 Bio-Ei
- Olivenöl
- Meersalz und schwarzer Pfeffer
- 50 g veganer Käse, gerieben
- Thymian, nach Belieben

Zubereitung:

1. Rosenkohl putzen, waschen und die Stiele kreuzweise einschneiden. Ein Topf mit Wasser, einer Prise Salz und Kokosblütenzucker zum Kochen bringen und den Rosenkohl ca.3 Minuten blanchieren. Eiswasser vorbereiten und den Rosenkohl hineingeben.
2. Kartoffeln schälen, waschen, in feine Scheiben schneiden. Birne in Viertel schneiden, Kerngehäuse herausschneiden und in dünne Spalten schneiden.
3. Sahne mit Ei und Öl verquirlen, mit Pfeffer und Salz würzen. Kartoffeln, Rosenkohl, Knoblauch, Birnen und Sahne-Mischung in eine Auflaufform geben und sorgfältig mischen. Im Backofen bei 200 Grad (Ober-/Unterhitze) ca. 35 Minuten backen.
4. Thymian, waschen, trocknen und die Blättchen abstreifen. Ca. 5 Minuten vor Ende den Käse über den Auflauf verteilen und fertig Backen.
5. In der Zwischenzeit die Pinienkerne ohne Öl in der Pfanne rösten. Den Auflauf aus dem Ofen nehmen, auf zwei Teller verteilen und mit den Pinienkernen und dem Thymian bestreuen.

Hinweis: Rosenkohl, das Wintergemüse, ist kalorienarm, enthält reichlich Vitamin C und stärkt unser Immunsystem.

Süßkartoffel Rösti mit gebeiztem Lachs

👍 👍 👍

KH 63,5 g | EW 61,6 g | F 8,3 g | Kalorien 609

Zubereitungszeit: ca. 20 Minuten

Portionen: 2

Schwierigkeit: normal

Zutaten:

- 300 g Lachs, sehr gute Qualität
- 1 TL Koriander
- 1 TL Fenchel
- 1 Prise Kokosblütenzucker
- Meersalz und Pfeffer
- ½ Bio Orange
- ½ Bio Zitrone
- 1 große Süßkartoffel
- 1/2 Prise Muskat
- 150 g Kokos- oder Mandel Joghurt
- ½ Bund Schnittlauch

Zubereitung:

1. Den Lachs waschen, mit Küchenpapier trocken tupfen, in eine Auflaufform legen und zur Seite stellen.
2. Eine beschichtete Pfanne erwärmen und die Fenchel und Koriander darin anrösten. Danach mit einem Mörser zerkleinern.
3. Meersalz und Kokosblütenzucker ebenfalls in den Mörser geben und gründlich vermischen. Zitrone und Orange waschen, Abrieb herstellen, halbieren uns auspressen. Die Gewürze mit dem Abrieb und Saft vermischen.
4. Nun das Ganze über dem Lachs verteilen und im Kühlschrank mindestens 2 Stunden oder über Nacht ziehen lassen.
5. Süßkartoffel schälen, waschen und mit einer Rösti reibe grob hobeln, mit Pfeffer und Meersalz würzen. Wer will, kann noch etwas Muskat hinzufügen.
6. Anschließend eine Pfanne mit etwas Rapsöl erhitzen und die Rösti von beiden Seiten goldbraun braten. Aus der Pfanne nehmen und auf Küchenpapier legen.
7. Den Joghurt, Schnittlauch, Meersalz und Pfeffer vermischen und in zwei Schalen geben.
8. Den Lachs aus der Form nehmen, in dünne Scheiben schneiden, auf Tellern anrichten, den Rösti und den Dip dazu geben und servieren.

TIPP: Der Dip kann auch weggelassen werden. Dazu passt ein frischer Salat

Basische Pizza

👍👍👍👍

KH 28,4 g | EW 18,9 g | F 25,5 g | Kalorien 438

Zubereitungszeit: ca. Minuten

Portionen: 2

Schwierigkeit: normal

Zutaten:

- 250 g Blumenkohl
- 1 Bio-Ei
- 70 g pflanzlicher Käse
- 30 g Tomatenmark
- 100 g Bio Kirschtomaten
- Basilikum
- Thymian
- Meersalz und Pfeffer

Zubereitung:

1. Backofen auf 220 Grad (Umluft) vorheizen. Backpapier auf ein Backblech legen.
2. Blumenkohl putzen (Strunk und Stiele entfernen) und in Röschen teilen.
3. Wasser zum Kochen bringen, etwas salzen und den Blumenkohl, ca. 5 Minuten köcheln lassen.
4. In ein Sieb abgießen, mit kaltem Wasser abspülen.
5. Blumenkohl in einem Mixer hacken und in eine Schüssel geben.
6. Den pflanzlichen Käse und 1 Ei hinzugeben und mit Pfeffer und Meersalz würzen. Anschließend gut vermengen.
7. Die Masse auf das Backblech geben und rund verteilen. Danach ca. 14 Minuten backen, herausnehmen, Tomatenmark auf dem Boden verteilen und mit Pfeffer und Salz würzen.
8. Basilikum und Thymian waschen, trocknen, das Basilikum hacken und die Blättchen vom Thymian abzupfen. Beides auf dem Boden verteilen.
9. Tomaten waschen, halbieren und auf die Kräuter geben. Zum Schluss mit dem Käse bestreuen.
10. Im Backofen ca. 10–12 Minuten backen.
11. Pizza nach dem Backen noch einmal mit Basilikum garnieren, sofort servieren.

Hinweis: Das ist nur ein Beispiel, jeder kann seine Pizza nach Wunsch belegen.

TIPP: Wie basisch die Pizza letztendlich ist, richte sich nach der Wahl Ihres Belages. Wenn sie es recht basisch möchten, dann verwenden Sie so viel Gemüse wie möglich oder lassen Sie das Rezept wie es ist.

Spargel mal anders

KH 30,7 g | EW 56,4 g | F 93,1 g | Kalorien 1200

Zubereitungszeit:	ca. 25 Minuten
Portionen:	2
Schwierigkeit:	normal

Zutaten:

- 1 kg Spargel, weiß
- 1 Prise Kokosblütenzucker
- 1 Bio Zitrone
- Meersalz

Für das Dressing:
- 4 Bio-Eier
- Apfelessig, nach Belieben oder Balsamico Essig, hell
- 4 EL Olivenöl
- 1 TL Senf, zuckerfrei
- 2 TL Kapern, klein
- Xylit, nach Bedarf
- frische Kräuter Petersilie, Schnittlauch Dill, Estragon
- Pfeffer und Himalaja Salz

Zubereitung:

1. Spargel schälen, waschen, die Schalen waschen, in einen Topf geben, eine Scheibe Zitrone, etwas Kokosblütenzucker und eine Prise Salz sowie Wasser hinzufügen und zum Kochen bringen, ca. 10 Minuten bei mittlerer Hitze köcheln lassen.
2. Zwischenzeitlich Eier kochen (hart).
3. Anschließend den Sud durch ein Sieb gießen. Danach den Spargel im Sud bissfest garen.
4. Eier schälen, abkühlen lassen. In der Zwischenzeit aus Apfelessig, Öl, Xylit, Senf und Kapern ein Dressing zubereiten, mit Himalaja Salz und Pfeffer würzen.
5. Spargel in einem Sieb abtropfen lassen.
6. Kräuter waschen, trocknen, klein schneiden und anschließend zum Dressing hinzufügen und gut verrühren.
7. Eier vorsichtig in kleine Würfel zerteilen.
8. Den Spargel auf zwei Tellern anrichten, die Eier darauf verteilen und das Dressing darüber geben, gleich servieren.

Hinweis: Wenn es schnell gehen soll, kann man das Spargelschalen auskochen auch weglassen, allerdings ist der Spargelgeschmack dann nicht so intensiv.

Avocado Toast mit Pilzen

👍👍👍

KH 44,4 g | EW 25,3 g | F 52,8 g | Kalorien 805

Zubereitungszeit: ca. Minuten

Portionen: 2

Schwierigkeit: normal

Zutaten:

- 2 Scheiben basisches Brot
- 200 g Champignons, braun
- 1 rote Zwiebel, klein
- 1 reife Avocado
- 1 EL Olivenöl
- 1 Knoblauchzehe
- ½ Bio Limette
- Cayennepfeffer, nach Belieben
- Pfeffer und Meersalz
- Gartenkresse zum Garnieren
- Kürbiskerne, optional

Zubereitung:

1. Champignons putzen, halbieren, große in Scheiben schneiden. Zwiebel abziehen und würfeln.
2. Anschließend die Zwiebeln in einer Pfanne mit etwas Olivenöl anbraten, Champignons hinzufügen und braten (Pilze sollten leicht gebräunt sein). Mit Meersalz und Pfeffer abschmecken.
3. Knoblauch schälen, sehr fein hacken. Avocado von Schale und Kern befreien und zusammen mit dem Knoblauch in ein hohes Gefäß geben. Olivenöl dazugeben und pürieren. Limette auspressen und etwas Saft zur Avocado geben.
4. Die Avocado Creme mit Cayennepfeffer, Salz und frisch gemahlenem Pfeffer abschmecken. Chili dazugeben umrühren und mit Salz und Pfeffer abschmecken. Kürbiskerne hacken und wer will rösten.
5. Basenbrot toasten, Avocado Creme darauf verteilen. Die gebratenen Pilze auf die Creme geben und mit Kresse und den Kürbiskernen garnieren.

Hinweis: Kresse kann durch Schnittlauch ersetzt werden.

TIPP: Wer will, kann noch ein Spiegelei auf das Brot geben. Pilze können auch weggelassen werden. Das Brot schmeckt auch nur mit Avocado Creme und Kürbiskernen.

Vegetarische Bolognese

KH 64,8 g | EW 23,2 g | F 6,5 g | Kalorien 562

Zubereitungszeit:	ca. 45 Minuten
Portionen:	2
Schwierigkeit:	normal

Zutaten:

- 2 Bio Karotten, mittelgroß
- 1 Stück Bio Sellerie, nach Belieben
- 1 rote Zwiebel, klein
- 1 Knoblauchzehe
- 1 Bio Zucchini, klein
- 200 g Bio Tomaten
- 250 ml Tomatenpüree
- 1 EL Tamari (Sojasoße)
- Meersalz
- 1 EL Kräuter, Petersilie, Basilikum, Oregano, Thymian, Dill
- Pfeffer, frisch gemahlen
- Paprika edelsüß
- 100 ml vegane Sahne

Zubereitung:

1. Karotten und Sellerie schälen, waschen und fein würfeln. Knoblauch und Zwiebel abziehen und sehr klein hacken, Zucchini waschen, schälen und ebenfalls in kleine Würfel schneiden.
2. Öl in einer Pfanne erhitzen und das Gemüse (außer der Zucchini) darin rösten, hin und wieder umrühren.
3. In der Zwischenzeit Tomaten waschen und klein schneiden.
4. Anschließend die Zucchini und die zerkleinerten Tomaten sowie das Tomatenpüree dazugeben, umrühren, kurz aufkochen lassen und dann mit Sojasoße, Pfeffer, Salz, Paprika und den Kräutern abschmecken.
5. Deckel auflegen und ca. 35 Minuten bei mäßiger Hitze köcheln lassen (hin und wieder umrühren).
6. Die vegane Sahne unterrühren und servieren.

Hinweis: Dazu passt Vollkornreis, Konjak-Nudeln oder ein Stück basisches Brot. Außerdem schmeckt ein frisch zubereiteter Salat ausgezeichnet dazu.

TIPP: Konjak-Nudeln (sind basisch) erhalten Sie im Bio Laden oder im Asia Laden. Sie werden aus der Konjak Wurzel hergestellt.

Indisches Dal mit Mangold

KH 56,9 g | EW 28,3 g | F 11,4 g | Kalorien 473

Zubereitungszeit: ca. 45 Minuten
Portionen: 2
Schwierigkeit: normal

Zutaten:

- 180 g Linsen
- 280 g Mangold
- 1 TL Öl zum Anbraten
- 1 Knoblauchzehe
- Ingwer, nach Belieben
- 1 rote Zwiebel, klein
- ½ TL Senfsamen, gemahlen
- ½ TL Kreuzkümmel, gemahlen
- 350 ml Wasser
- 1 Dose Kokosmilch, ungesüßt
- 1 Bio Zitrone
- 3 EL Sojasoße
- Meersalz und schwarzer Pfeffer
- Chilipulver, nach Bedarf & Koriander, frisch

Zubereitung:

1. Die Linsen in ein Sieb geben und gründlich waschen.
2. Knoblauch und Zwiebel abziehen, Zwiebel in kleine Würfel schneiden, Knoblauch sehr fein hacken.
3. Ingwer dünn schälen und sehr klein schneiden.
4. Mangold waschen trocknen und in Streifen (ca. 0,5 cm) schneiden. Blätter und Stiele separat bei Seite stellen.
5. In einem Topf Öl erhitzen. Kreuzkümmel, Senfsamen, Knoblauch, Zwiebel und Ingwer ca. 1 Minute anbraten. Die Linsen dazugeben und mit Kokosmilch und Wasser aufgießen. Das Ganze ca. 20 Minuten garen.
6. Nach ca. 10 Minuten fügen Sie Stiele vom Mangold hinzu.
7. Ca. 5 Minuten vor Ende der Garzeit geben Sie die Mangoldblätter hinzu. Hin und wieder sollte das Dal umgerührt werden.
8. In der Zwischenzeit den Koriander waschen, trocknen und hacken. Dal auf zwei Teller verteilen und mit dem Koriander garnieren.

Hinweis: Für dieses Gericht eignen sich besonders gut Mung Dal Linsen. Diese bekommt man im Asia Laden.

Spargel Bow mit Lachs

👍👍👍

KH 35,5 g | EW 37,9 g | F 89,7g | Kalorien 1143

Zubereitungszeit: ca. 10 Minuten

Portionen: 2

Schwierigkeit: einfach

Zutaten:

- 6 Stangen Spargel, grün
- 100 g Bio Räucherlachs
- 1 Avocado
- 2 Handvoll gemischter Salat
- 12 kleine Bio Tomaten
- 2 Handvoll Walnüsse
- 1 Bio Zitrone (2 EL Zitronensaft)
- 2 EL Olivenöl
- 2 EL Leinöl
- 4 EL Bio Apfelessig
- Meersalz und Pfeffer

Zubereitung:

1. Spargel waschen, unteres Drittel schälen und die Enden abschneiden. Anschließend in Stücke schneiden. Wasser in einem Topf erhitzen, etwas Salz hineingeben und den Spargel darin bissfest garen (ca. 7 Minuten).
2. Avocado halbieren, Schale und Kern entfernen und in Spalten schneiden. Zitrone halbieren und auspressen, die Avocado mit Zitronensaft beträufeln.
3. Tomaten waschen, halbieren. Salat waschen und trockenschleudern.
4. Anschließend den Salat etwas zerkleinern.
5. Lachs in Streifen schneiden.
6. Das vorbereitete Gemüse, Walnüsse und den Lachs in einer Bowl anrichten. Zum Schluss mit Apfelessig, Zitronensaft und Olivenöl beträufeln, mit Meersalz und frischem Pfeffer würzen.

Hinweis: In der Spargelzeit können Sie auch weißen Spargel verwenden.

TIPP: Dazu passen Sesam Cracker, das Rezept finden Sie im Buch. Wer keinen Lachs mag, kann die Bowl auch mit Hummus oder einfach ohne alles genießen.

„Chili Con Carne"

KH 38,7 g | EW 12 g | F 58,9 g | Kalorien 760

Zubereitungszeit:	ca. 30 Minuten
Portionen:	2
Schwierigkeit:	normal

Zutaten:

- 1 Hokkaido Kürbis
- 2 Bio Karotten
- 1 rote Zwiebel
- 1 Knoblauchzehe
- 1 Chilischote, rot
- Kokosöl oder Olivenöl
- 2 EL Tomatenmark
- 500 ml Gemüsebrühe, hefefrei
- Meersalz und schwarzer Pfeffer
- 1 Bio Zitrone & 1 Bio Avocado

Zubereitung:

1. Kürbis gründlich waschen, halbieren, Kerne entfernen und in mundgerechte Stücke schneiden (die Schale kann mitgegessen werden).
2. Die Karotten schälen, waschen und in dünne Scheiben schneiden.
3. Zwiebel, Knoblauch abziehen, die Chilischote halbieren und die Kerne entfernen. Alles sehr fein hacken.
4. In einem Topf das Öl erhitzen und die Zwiebeln ca. 3 Minuten darin glasig dünsten.
5. Knoblauch, Kürbis, Chili und Karotten hinzufügen und ca. 5 Minuten leicht anrösten (dabei immer wieder umrühren).
6. Tomatenmark dazugeben und mit Gemüsebrühe ablöschen.
7. Ca. 20 Minuten zugedeckt köcheln lassen. In der Zwischenzeit die Avocado halbieren, von Schale und Kern befreien und in Spalten schneiden. Zitrone halbieren und auspressen und die Avocado damit beträufeln.
8. Mit Pfeffer und Meersalz abschmecken. Das Essen auf zwei Teller verteilen und die Avocado darauflegen, sofort servieren.

Hinweis: Hokkaido Kürbis ist der einzige Kürbis, bei dem man die Schale mitessen kann. Das erspart Mühe und Zeit. Chili schmeckt in der vegetarischen Variante genauso gut wie mit Fleisch. Das verwendete Gemüse können Sie saisonal anpassen.

TIPP: Dazu passen Zoodles oder eine andere Gemüse Pasta. Rezepte finden Sie im Buch.

Herbstlicher Pilzeintopf

👍👍👍👍

KH 101,9 g | EW 55,3 g | F 111 g | Kalorien 1659

Zubereitungszeit:	ca. 45 Minuten
Portionen:	2
Schwierigkeit:	normal

Zutaten:

- 1 rote Zwiebel
- 2 Knoblauchzehen
- 400 g Pilze, gemischt
- 400 g Kartoffeln
- 2 EL Rapsöl
- Thymian, nach Belieben
- 800 ml Gemüsebrühe, hefefrei
- Himalaja Salz und Pfeffer
- 150 g Nüsse z. B. Walnüsse oder Haselnüsse
- Petersilie zum Garnieren

Zubereitung:

1. Zwiebel und Knoblauch abziehen, Zwiebel in Würfel schneiden und Knoblauch fein hacken.
2. Die Pilze putzen und in Scheiben oder Würfel schneiden.
3. Kartoffeln schälen, waschen und in Würfel schneiden. Öl in einem Kochtopf erhitzen, das Gemüse scharf anbraten. Gemüsebrühe aufgießen und den Thymian dazugeben.
4. Das Ganze ca. 20 Minuten auf mittlerer Hitze garen. Der Pilztopf ist fertig, wenn die Kartoffeln gar sind.
5. In der Zwischenzeit die Nüsse grob hacken. Eine Pfanne ohne Öl erwärmen und die Nüsse darin anrösten, anschließend zur Seite stellen. Petersilie waschen, trocknen und hacken.
6. Wenn der Pilztopf fertig ist, noch mit Pfeffer und Salz abschmecken.
7. Das Gericht auf zwei Teller verteilen und mit den Nüssen bestreuen und mit der Petersilie garnieren.

Hinweis: Verwenden Sie für dieses Gericht gemischte Pilze, das schmeckt besonders gut. Es eignen sich Kräuterseitlinge, Champignons, Pfifferlinge und so viele weitere.

TIPP: Anstelle der Petersilie kann auch Schnittlauch verwendet werden.

Pastinaken-Rösti mit Apfelmaus

KH 363,1 g | EW 40,7 g | F 19,3 g | Kalorien 1920

Zubereitungszeit:	ca. 45 Minuten
Portionen:	9 Stück2
Schwierigkeit:	normal

Zutaten:

- 2 Pastinaken, groß
- 2 Kartoffeln, groß
- 1 rote Zwiebel
- 2 Bio-Eier
- 3 EL Pfeilwurzelmehl oder Speisestärke
- Meersalz und Pfeffer
- Bio Kokosöl zum Braten

Für das Apfelmus:
- 1 kg Bio Äpfel
- Kokosblütenzucker, nach Bedarf
- ⅛ Liter Bio Apfelsaft
- Zitronensaft, nach Bedarf
- Zimt, gemahlen, optional

Zubereitung:

1. Äpfel waschen, schälen, Kerngehäuse herausschneiden und klein schneiden.
2. Etwas Kokosblütenzucker im Topf karamellisieren lassen, Äpfel hinzufügen, umrühren (der Zucker sollte sich dann vom Topfboden lösen. Mit dem Apfelsaft ablöschen und zugedeckt köcheln lassen bis die Äpfel weich sind.
3. Anschließend mit einem Kartoffelstampfer zerkleinern und mit Zitronensaft und Zimt abschmecken. Falls das Apfelmus zu dick ist, einfach noch etwas Saft dazugeben.
4. Kartoffeln und Pastinaken schälen, waschen und mit einer Küchen- oder Rösti Reibe raspeln. Zwiebel abziehen und fein hacken.
5. Das geraspelte Gemüse und die Zwiebel zusammen mit der Stärke und Eier gründlich vermengen, etwas Salz dazugeben und erneut mischen.
6. In einer Pfanne Kokosöl erhitzen und aus der Masse Rösti formen.
7. Die Rösti in dem Kokosöl bei mittlerer Hitze goldbraun von beiden Seiten backen. Die fertigen Rösti auf Küchenpapier abtropfen lassen. Das Apfelmus in Schalen füllen und mit den Rösti servieren.

Hinweis: Pastinaken und Kartoffeln sollten ungefähr zu gleichen Teilen verwendet werden.

Buddha Bowl

KH 102 g | EW 16,1 g | F 8,7 g | Kalorien 712

Zubereitungszeit: ca. 30 Minuten
Portionen: 2
Schwierigkeit: einfach

Zutaten:

- ½ Tasse Buchweizen
- ½ Bio Paprika, rot
- ½ Bio Brokkoli
- 1 Süßkartoffel
- 1 Handvoll Sprossen, nach Wahl
- Nussöl
- Himalaja Salz und Pfeffer, frisch gemahlen

Zubereitung:

1. Buchweizen nach Packungsanleitung garen. Süßkartoffel schälen, waschen und in mundgerechte Stücke schneiden, mit wenig Wasser garen.
2. Brokkoli waschen und eine Hälfte in Röschen zerteilen. In einem Topf Wasser mit etwas Salz aufsetzen, zum Kochen bringen und den Brokkoli bissfest garen. Abgießen und kurz in Eiswasser geben, damit er nicht die schöne grüne Farbe verliert.
3. Paprika waschen, halbieren, Stiel und Kerne entfernen und in Streifen schneiden
4. Wenn alles gar ist, in zwei Schüsseln anrichten, mit etwas Öl beträufeln und mit ein wenig Himalaja Salz und frischem Pfeffer würzen.
5. Zum Schluss die Sprossen gleichmäßig verteilen.

Hinweis: Den Strunk von dem Brokkoli kann man mitessen. Allerdings sollte er geschält werden.

TIPP: Das Gemüse kann sich jeder nach Belieben zusammenstellen. Sprossen gibt es viele verschiedene Sorten, wählen Sie einfach nach Belieben aus oder verwenden Sie Kresse.

Ceviche vom Lachs

KH 17,4 g | EW 42,5 g | F 38,6 g | Kalorien 620

Zubereitungszeit: ca. 20 Minuten
Portionen: 2
Schwierigkeit: normal

Zutaten:

- 200 g Lachs
- 1 Bio Limette
- Ingwer, nach Belieben
- 2 EL Sesam
- 1 Frühlingszwiebel
- ¼ Bio Salatgurke
- ¼ Avocado
- Rapsöl, nach Belieben
- Sesamöl, nach Belieben
- Koriander
- Meersalz und schwarzer Pfeffer
- ½ Romana-Salat, klein

Zubereitung:

1. Lachs trocken tupfen und anschließend in kleine Würfel (ca. 0,5 cm) schneiden und in eine Schüssel geben.
2. Limette waschen etwas Abrieb herstellen, halbieren und auspressen.
3. Limettensaft über dem Fisch gleichmäßig verteilen, Ingwer dünn schälen und darüber reiben. Das Ganze gründlich vermengen und ca. 30 Minuten in den Kühlschrank stellen und marinieren lassen.
4. In einer Pfanne ohne Öl den Sesam bei geringer Hitze rösten, hin und wieder umrühren, der Sesam soll braun werden.
5. Frühlingszwiebeln waschen, putzen und in Röllchen schneiden.
6. Ein Viertel von der Gurke, schälen und klein schneiden. Avocado halbieren, ein Viertel ebenfalls klein schneiden.
7. Gurke und Avocado zum Lachs geben und das Sesamöl und das Rapsöl hinzugeben. Koriander Blätter waschen, trocknen und fein hacken. Zum Schluss mit Salz und Pfeffer abschmecken.
8. Die Blätter vom Romana-Salat abschneiden, waschen, trocknen und auf zwei Teller geben und Ceviche darauf anrichten, Sesam darüber verteilen.

Hinweis: Der Lachs sollte eine sehr gute Qualität haben.

TIPP: Anstelle von Romana-Salat kann man auch Eisbergsalat verwenden.

Indisches Curry

👍👍👍

KH 221,1 g | EW 48,4 g | F 32,1 g | Kalorien 1454

Zubereitungszeit:	ca. 20 Minuten
Portionen:	2
Schwierigkeit:	normal

Zutaten:

- 1 Tasse schwarzer Reis
- ½ TL Zimt, gemahlen
- ½ TL grüner Pfeffer
- Meersalz und Pfeffer
- 1 kleine Zwiebel, rot
- 1 Knoblauchzehe
- Ingwer, nach Belieben
- 1 Mango
- Ananas, frisch, nach Bedarf
- 1 EL Olivenöl
- 1 EL Tomatenmark
- Wasser, nach Bedarf
- Currypulver, mild
- 200 g Bio Tofu
- Zitronenmelisse, nach Belieben

Zubereitung:

1. Reis in ausreichend Wasser zum Kochen bringen. Wenn der Reis kocht, Zimt, Salz und Pfeffer zugeben und bei geringer Hitze ca. 20 bis 25 Minuten zugedeckt garen.
2. In der Zwischenzeit Zwiebeln abziehen und in dünne Ringe schneiden. Ingwer und Knoblauch sehr fein hacken. Mango schälen, Kern entfernen und das Fruchtfleisch in Würfel schneiden. Ananas schälen, Strunk entfernen und ebenfalls in Würfel zerteilen.
3. In einer Pfanne Olivenöl erwärmen. Ingwer und Knoblauch sowie Zwiebeln darin glasig dünsten. Tomatenmark dazugeben und gut verrühren, dann mit Wasser ablöschen. Currypulver in die Pfanne geben und erneut gründlich umrühren.
4. Anschließend mit Pfeffer und Salz abschmecken. Tofu in Würfel oder Scheiben schneiden und in die Pfanne geben. Ca. 5 Minuten sanft köcheln lassen. Zitronenmelisse waschen, trocknen und hacken.
   Zum Schluss das geschnittene Obst hinzufügen, vorsichtig unterheben und kurz erwärmen. Auf Tellern anrichten und mit Zitronenmelisse garnieren.

Lauwarmer Kartoffelsalat

👍👍👍👍

KH 162 g | EW 21,4 g | F 66 g | Kalorien 1361

Zubereitungszeit: ca. 35 Minuten

Portionen: 2

Schwierigkeit: normal

Zutaten:

- 800 g Kartoffeln, festkochend
- Himalaja Salz und schwarzer Pfeffer
- 2 TL Gemüsebrühe, hefefrei
- 1 Bio Zitrone
- 4 EL Olivenöl
- 1 rote Zwiebel
- Cayennepfeffer, nach Belieben
- 2 TL Bio Hanfsamen
- Schnittlauch oder Petersilie

Zubereitung:

1. Pellkartoffeln in Salzwasser garen, abgießen, etwas auskühlen lassen und pellen. Anschließend in Scheiben schneiden.
2. Gemüsebrühe erwärmen und gleichmäßig über die Kartoffeln verteilen.
3. Zitrone halbieren und auspressen. Den Saft in eine Schüssel geben, Gewürze und Öl hinzufügen und darauf ein Dressing bereiten und ebenfalls über die Kartoffeln geben.
4. Zwiebeln abziehen und in kleine Würfel schneiden. Wer keine rohen Zwiebeln mag, kann diese in einer Pfanne mit etwas Öl dünsten, bis die gewünschte Konsistenz erreicht ist.
5. Dann entweder die gedünsteten oder rohen Zwiebeln zum Salat geben.
6. Hanfsamen mit etwas Cayennepfeffer vermischen.
7. Petersilie oder Schnittlauch waschen, trocknen und fein hacken.
8. Kartoffelsalat auf zwei Teller geben und die Hanfsamen gleichmäßig darüber verteilen. Zum Schluss mit den Kräutern garnieren.

Hinweis: Dazu schmeckt auch ein Kohlrabi- oder Sellerieschnitzel

TIPP: Wer will, kann noch ein paar Radieschen, Champignons, Röstzwiebeln oder Endiviensalat untermischen. In das Dressing kann man auch noch etwas Senf geben.

Fruchtige Quinoa Bowl

KH 127,9 g | EW 25 g | F 40,2 g | Kalorien 1012

Zubereitungszeit:	ca. 25 Minuten
Portionen:	2
Schwierigkeit:	normal

Zutaten:

- 150 g Quinoa, bunt
- Himalaja Salz und Pfeffer
- 1 Bio Karotte, groß
- 150 g Bio Kirschtomaten
- 50 g Bio Blattsalat
- 125 g Bio Erdbeeren
- Zitronenthymian, nach Belieben
- 2 EL Olivenöl
- 1 Bio Zitrone
- 1 TL Senf, zuckerfrei
- 1 TL Kokosblütensirup
- Chiliflocken

Zubereitung:

1. Quinoa gründlich unter fließendem Wasser waschen und nach Packungsanleitung garen.
2. in der doppelten Menge Salzwasser etwa 15–20 Minuten bei mittlerer Hitze garen und abkühlen lassen.
3. In der Zwischenzeit Karotte schälen, waschen und grob raspeln. Tomaten waschen, trocknen und halbieren. Salat waschen, trocknen und etwas zerkleinern.
4. Erdbeeren putzen, vorsichtig waschen und klein schneiden. Thymian waschen, trocknen und Blättchen von den Stielen zupfen. Zitrone halbieren und auspressen. 1 EL Zitronensaft, Öl, Senf und Kokosblütensirup verrühren. Erdbeeren unterheben und mit Pfeffer, Salz, Chili und Thymian würzen.
5. Das vorbereitete Obst, Gemüse und Quinoa auf zwei Schalen verteilen und das Dressing gleichmäßig darüber träufeln.

Hinweis: Die Zutaten können Sie je nach Saison anpassen.

TIPP: Zusätzlich eignen sich geröstete Samen, Kerne oder Nüsse zum Garnieren. Anstelle von Senf kann man auch Mandelmus oder ein anderes Nuss Mus verwenden.

Maiskolben in Sommergemüse

KH 102 g | EW 18,5 g | F 7,2 g | Kalorien 599

Zubereitungszeit:	ca. 40 Minuten
Portionen:	2
Schwierigkeit:	normal

Zutaten:

- 2 Maiskolben
- 4 kleine Kartoffeln
- ½ rote Zwiebel
- 1 Bio Tomate
- 2 Bio Karotten, mittelgroß
- 1 Bio Paprika, rot oder gelb
- Ingwer, nach Belieben
- 1 Knoblauchzehe
- Paprika und Curry zum Würzen
- ½ Chilischote, mittelscharf
- 1 Lorbeerblatt, optional
- 300 ml Gemüsebrühe, hefefrei
- 2 EL Zitronensaft
- 1 Frühlingszwiebel
- Petersilie, frisch
- Olivenöl

Zubereitung:

1. Zwiebel abziehen und hacken. Öl in einem Topf erhitzen und die Zwiebel bei mäßiger Hitze anschwitzen (ca. 3 Minuten). Ingwer sehr dünn schälen und fein hacken. Chili waschen, putzen und hacken.
2. Anschließend Knoblauch, Curry, Paprikapulver und Ingwer hinzufügen und kurz mitbraten. Tomaten waschen und klein schneiden.
3. Die klein geschnittenen Tomaten in den Topf geben und umrühren. Karotten und Paprika waschen, putzen und in kleine Stücke schneiden. Das Gemüse in den Topf geben. Frühlingszwiebel und Petersilie hacken.
4. Kartoffeln waschen, halbieren und mit Schale dazugeben, ca. 5 Minuten braten, dann Gemüsebrühe hinzufügen und den Chili dazugeben.
5. Zugedeckt das Ganze zum Kochen bringen, Hitze reduzieren und ca. 10 Min. leicht köcheln lassen. Jeden Maiskolben in drei Teile zerteilen und in den Topf geben. Nun noch ca. 15 Minuten köcheln lassen.
6. Frühlingszwiebel, die Petersilie, den Zitronensaft und etwas Olivenöl einrühren. Auf zwei Teller verteilen und genießen.

Gemüsesticks mit Salsa und Guacamole

KH 65 g | EW 29,4 g | F 105,4 g | Kalorien 1398

Zubereitungszeit:	ca. 20 Minuten
Portionen:	2
Schwierigkeit:	einfach

Zutaten:

Für die Gemüsesticks eignen sich:
- Gurken, Zucchini, Karotten, Pastinaken, Petersilienwurzeln, Staudensellerie, Blumenkohl, Lauch, Brokkoli

Für den Gemüse Dip:
- 5 Bio Tomaten
- 1 kleine Chilischote oder nach Bedarf
- 1 rote Zwiebel
- 1 Knoblauchzehe
- Olivenöl, nach Belieben
- 1 Bio Zitrone
- Meersalz und schwarzer Pfeffer

Für die Guacamole:
- 2 Avocados
- 2 Bio Tomaten
- 2 Knoblauchzehen
- 2 EL Olivenöl
- Meersalz und Pfeffer

Zubereitung:

1. Tomaten und Chilischote, waschen, Tomaten klein schneiden, Chilischote halbieren, Kerne und Scheidewände entfernen und klein hacken. Zitrone halbieren und auspressen.
2. Zwiebel und Knoblauch abziehen und sehr klein schneiden. Alle vorbereiteten Zutaten in eine Schüssel geben und vermischen. Olivenöl, Zitronensaft dazugeben, umrühren und mit Salz und Pfeffer würzen.
3. Anschließend das Ganze mit dem Zauberstab pürieren und für ca. zwei Stunden kühl stellen.
4. In der Zwischenzeit die Guacamole herstellen. Avocados von Schale und Kern befreien und mithilfe einer Gabel zerdrücken und mit etwas Zitronensaft beträufeln. Tomaten waschen vierteln und die Kerne entfernen, klein schneiden.
5. Knoblauch abziehen und mithilfe einer Knoblauchpresse pressen. Avocado, Tomaten, Knoblauch, Zitronensaft und etwas Olivenöl verrühren und mit Pfeffer und Meersalz abschmecken.

Bratkartoffeln

KH 161,7 g | EW 19 g | F 28,5 g | Kalorien 1025

Zubereitungszeit:	ca. 40 Minuten
Portionen:	2
Schwierigkeit:	normal

Zutaten:

- 750 g Kartoffeln mit Schalen
- 3 kleine Zwiebeln
- 2 Knoblauchzehen
- Rosmarin, frisch
- Meersalz und Pfeffer frisch gemahlen
- 3 EL Bio Kokosöl
- 1 Bio Zitrone
- Kümmel, optional
- Paprika, nach Belieben
- Schnittlauch und Petersilie

Zubereitung:

1. Kartoffeln gründlich waschen, trocknen, halbieren und dann vierteln. Zwiebeln abziehen und in Streifen schneiden, Knoblauch abziehen und fein hacken. Rosmarin waschen, trocknen und die Nadeln abzupfen. Die Zitrone halbieren und auspressen.
2. Öl in einer Pfanne erhitzen und die in Viertel geschnittenen Kartoffeln rundherum ca. 8 Minuten anbraten, dann die Zwiebeln, Rosmarin und Knoblauch dazugeben und ca. 2 Minuten mitbraten.
3. Gegen Ende der Garzeit die Kartoffeln mit Kümmel, Paprika, Pfeffer und Meersalz abschmecken und etwas Zitronensaft darüber träufeln, hin und wieder umrühren.
4. Das Essen ist fertig, wenn die Kartoffeln, die gewünschte Konsistenz erreicht haben. In der Zwischenzeit Schnittlauch und Petersilie waschen und trocknen. Anschließend die Kräuter klein hacken.
5. Die Bratkartoffeln auf 2 Teller verteilen und mit der Petersilie und dem Schnittlauch bestreuen.

Hinweis: Natürlich können Sie auch andere Kräuter verwenden. Wer mag, kann kurz vor Ende der Garzeit noch ein paar kleine halbierte Tomaten zu den Kartoffeln hinzufügen.

TIPP: Dazu passt ein bunter Salat.

Orientalischer Kichererbsen-Eintopf

👍👍👍

KH 108,5 g | EW 29,4 g | F 22,1 g | Kalorien 887

Zubereitungszeit:	ca. 35 Minuten
Portionen:	2
Schwierigkeit:	normal

Zutaten:

- 2 Knoblauchzehen
- 1 kleine Zwiebel, rot
- 1 Stück Ingwer, nach Belieben
- 1 Süßkartoffel, klein
- 1 Fenchelknolle, klein
- ½ Bio Zucchini
- ½ Bio Paprika, rot oder gelb
- 1 EL Rapsöl
- Kreuzkümmel, Kurkuma, Paprika und Koriander, nach Bedarf
- Chiliflocken, nach Belieben
- Zimt, optional
- Meersalz
- 2 EL Tomatenmark
- ½ l Gemüsebrühe, hefefrei
- 1 Dose Kichererbsen
- Petersilie oder Koriander, frisch
- 1 Bio Orange

Zubereitung:

1. Zwiebel, Knoblauch und Ingwer schälen und hacken. Süßkartoffel schälen, waschen und in Würfel schneiden.
2. Fenchel putzen und klein schneiden. Zucchini und Paprika putzen, waschen, in Stücke schneiden.
3. In einer Pfanne Öl erhitzen. Knoblauch, Ingwer und Zwiebel anbraten, die restliche Zutaten hinzufügen, ca. 8 Minuten dünsten. Brühe und Tomatenmark dazugeben. Anschließend zugedeckt ca. 15 Minuten köcheln lassen.
4. Kichererbsen abgießen, abspülen, abtropfen lassen und zum Gemüse geben und erneut ca. 5 Minuten garen.
5. Petersilie abwaschen, trocknen und grob hacken. Von einer halben Orange Abrieb herstellen, auspressen und den Eintopf abschmecken.
6. Den Eintopf auf zwei Teller verteilen und mit Petersilie bestreuen.

Lunch Bowl

KH 36,4 g | EW 46,9 g | F 29,7 g | Kalorien 630

Zubereitungszeit: ca. 15 Minuten
Portionen: 2
Schwierigkeit: normal

Zutaten:

- 250 g Bio Tofu
- 1 Knoblauchzehe
- ½ EL Sesamöl
- Sambal oelek, nach Bedarf
- 1 EL Teriyaki-Sauce
- 75 g Bio Rotkohl
- Meersalz und schwarzer Pfeffer
- ½ Bio Kohlrabi
- 1 Bio Karotte, klein
- Olivenöl
- 1 EL Bio Apfelessig
- ½ EL Xylit
- 1 Bio Limette

Zubereitung:

1. Tofu in dünne Scheiben schneiden. Knoblauch abziehen, sehr fein hacken und in eine Schüssel geben.
2. Anschließend Sesamöl, Sambal oelek sowie Teriyaki Sauce verrühren. Den Tofu in die Marinade geben, zur Seite stellen und ca. 20 Minuten marinieren.
3. In der Zwischenzeit den Rotkohl putzen (Stunk herausschneiden und die äußeren Blätter entfernen).
4. Den Rotkohl waschen, mit einem Hobel fein hobeln, mit Pfeffer und Salz abschmecken und ca. 5 Minuten weich kneten. Kohlrabi und Karotte putzen, waschen, grob raspeln und vermischen.
5. Aus Olivenöl, Apfelessig, Xylit und Zitronensaft ein Dressing zubereiten und mit Pfeffer, Kurkuma, Thymian und Salz würzen.
6. Tofu aus der Marinade nehmen und abtropfen lassen. In einer Pfanne Öl erhitzen und rundherum bei mittlerer Hitze braten. Anschließend mit der Marinade beträufeln und erneut ca. 2 Minuten einköcheln lassen. Noch einmal abschmecken und bei Bedarf nachwürzen.
7. Petersilie waschen, trocknen und grob hacken. Gemüse und Tofu anrichten. Mit dem Dressing beträufeln, mit Sesam und Petersilie bestreuen

Gebackener Blumenkohl mit Tomaten

KH 34,7 g | EW 18,9 g | F 25,7 g | Kalorien 530

Zubereitungszeit: ca. 30 Minuten
Portionen: 2
Schwierigkeit: einfach

Zutaten:

- 650 g Bio Blumenkohl
- 150 g Bio Kirschtomaten
- 1 Zwiebel oder 2 Schalotten
- 2 Knoblauchzehen
- Schwarzkümmel, nach Belieben
- Koriandersamen, optional
- Kurkuma, gemahlen
- 1 Bio Zitrone
- 1 ½ EL Olivenöl
- Meersalz und schwarzer Pfeffer
- Petersilie oder Koriander, frisch

Zubereitung:

1. Blumenkohl vom Strunk befreien und putzen, gründlich waschen und in Röschen zerteilen, in eine Schüssel geben. Tomaten waschen, trocknen und halbieren. Zwiebel und Knoblauch abziehen und Knoblauch fein hacken, Zwiebeln in kleine Würfel schneiden. Zitrone halbieren und auspressen. Backofen auf 180 Grad Umluft vorheizen.
2. Schwarzkümmel und Koriander in einen Mörser geben und zerstoßen. Anschließend mit Öl, Kurkuma und etwas Zitronensaft mischen. Mit Pfeffer und Salz würzen.
3. Das mit den Gewürzen angereicherte Öl, die Zwiebeln und den Knoblauch in die Schüssel zum Blumenkohl geben und gut vermischen. Zum Schluss die Tomaten dazugeben und noch einmal mischen.
4. Eine Auflaufform leicht einfetten und den Blumenkohl hineingeben.
5. Im vorgeheizten Backofen ca. 25 Minuten golden braten.
6. In der Zwischenzeit Petersilie waschen, trocknen und hacken. Das fertige Gemüse aus dem Ofen nehmen, auf zwei Teller verteilen und mit der gehackten Petersilie bestreuen.

Hinweis: Der Blumenkohl sollte noch bissfest sein.

TIPP: Anstelle von Petersilie kann man auch Koriander verwenden.

Kichererbsen Gemüse Curry mit Kokos

KH 72,5 g | EW 30,6 g | F 18 g | Kalorien 668

Zubereitungszeit:	ca. 25 Minuten
Portionen:	2
Schwierigkeit:	einfach

Zutaten:

- 1 Bio Aubergine
- 1 Bio Zucchini
- 1 Bio Karotte
- 1 kleine Zwiebel
- 1 Knoblauchzehe
- Ingwer, nach Belieben
- Kichererbsen (Glas, Abtropfgewicht 265 g)
- 1 EL Bio Kokosöl
- ½ TL Curry
- 250 ml Bio Kokosmilch
- 1 Bio Limette
- Meersalz und schwarzer Pfeffer

Zubereitung:

1. Aubergine und Zucchini von den Enden befreien und waschen und in mundgerechte Stücke schneiden.
2. Karotte waschen, Grün abschneiden und schälen und in Scheiben schneiden. Zwiebel abziehen und klein schneiden. Ingwer und Knoblauch schälen und sehr fein hacken. Kichererbsen abgießen und abtropfen lassen.
3. In einer Pfanne Öl erhitzen. Zwiebel, Ingwer, Curry und Knoblauch andünsten. Das gesamte Gemüse dazugeben und ca. 15 Minuten dünsten. Limette halbieren und auspressen.
4. Kokosmilch und etwas Limettensaft mischen, hinzufügen und erneut 5 Minuten sanft köcheln lassen. Mit Pfeffer und Salz abschmecken.

Hinweis: Dieses Gericht lässt sich auch gut vorbereiten. Kichererbsen gehören zu den guten Säurebildern und lassen sich gut in die basenüberschüssige Ernährung integrieren.

TIPP: Die Gemüseanteile und Arten können saisonal natürlich verändert oder nach Vorlieben angepasst werden.

Falafel aus Süßkaroffeln

KH 77,1 g | EW 20,2 g | F 20,0 g | Kalorien 620

Zubereitungszeit: ca. 30 Minuten
Portionen: 2
Schwierigkeit: normal

Zutaten:

- 1 Süßkartoffel, groß
- 1 Knoblauchzehe
- 4 EL Kichererbsen Mehl
- Koriander, frisch
- 1 TL Koriander, gemahlen
- 1 TL Kreuzkümmel, gemahlen
- 1 EL Rapsöl oder Olivenöl
- Öl zum Braten
- Meersalz und schwarzer Pfeffer

Zubereitung:

1. Süßkartoffel schälen, waschen, trocknen und in Stücke schneiden. In einer Pfanne Öl erhitzen und die in Stücke geschnittene. Süßkartoffel darin anbraten.
2. Knoblauch schälen und sehr fein hacken. Koriander waschen, trocknen und zerkleinern. Wenn die Süßkartoffeln weich sind, kurz abkühlen lassen und anschließend in eine Küchenmaschine geben. Kichererbsen Mehl, Knoblauch, Koriander und die Gewürze ebenfalls in die Maschine geben.
3. Zum Schluss noch das Raps- oder Olivenöl dazugeben und kräftig mixen bis eine teigartige Masse entstanden ist.
4. Aus diesem Teig dann Bällchen formen, Öl in einer Pfanne erhitzen und die Bällchen rundherum braun braten. Die Bällchen aus der Pfanne nehmen und auf Küchenpapier abtropfen und noch etwas ruhen lassen.

Hinweis: Dazu passt ein frischer Salat. Falafel schmecken auch kalt sehr gut.

TIPP: Wer will, kann zusätzlich noch eine Avocadocreme dazu servieren. Das Rezept dazu finden Sie im Buch.

Gerichte bis 20 Minuten

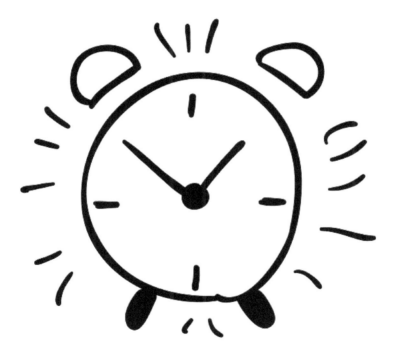

Blumenkohl Couscous

KH 30,2 g | EW 14,3 g | F 54,8 g | Kalorien 690

Zubereitungszeit:	ca. 15 Minuten
Portionen:	2
Schwierigkeit:	normal

Zutaten:

- 200 g Blumenkohl
- ½ Granatapfel
- 2 EL Mandelstifte
- Minze
- Für das Dressing:
- 3 EL Leinöl oder Olivenöl
- 2 EL Wasser
- 1 EL Mandelmus, hell
- Yaconsirup, nach Belieben
- ½ Bio Zitrone
- 1 TL Ras el Hanout
- Kurkuma, gemahlen, nach Belieben
- Ingwer, gemahlen, nach Bedarf
- Steinsalz und Pfeffer, frisch gemahlen

Zubereitung:

1. Blumenkohl putzen, Strunk abschneiden, in Röschen zerteilen und waschen.
2. Blumenkohlröschen in einer Küchenmaschine oder einen Kutter geben und auf niedriger Stufe mixen. Es sollten kleine Körner entstehen (ähnlich wie Couscous). Den Couscous in eine Schüssel geben.
3. Granatapfel halbieren und mithilfe eines Löffels die Kerne herauslösen (Achtung der Saft färbt stark).
4. Mandelstifte in einer Pfanne ohne Öl rösten. Zitrone waschen, Abrieb herstellen und auspressen.
5. Die Granatapfelkerne zusammen mit Ingwer und Kurkuma zum Salat geben und gut vermischen. Minze waschen, trocknen und hacken. Die Minze zum Blumenkohl geben und noch einmal gut mischen.
6. Aus Öl, Wasser, Mandelmus, Zitronensaft und Abrieb sowie Yaconsirup ein Dressing bereiten. Dressing zum Blumenkohl geben und zusammen mit der Minze gut vermischen.

TIPP: Anstelle von Mandeln können auch Cashew Kerne und Cashew Mus verwendet werden. Wer will, kann noch etwas Granatapfelsaft zum Dressing geben.

Tomaten Omelett mit Basilikum

KH 9,9 g | EW 20,7 g | F 33,6 g | Kalorien 431

Zubereitungszeit:	ca. 15 Minuten
Portionen:	2
Schwierigkeit:	normal

Zutaten:

- 250 g Bio Tomaten, reif
- 1 Schalotte
- Basilikum, nach Belieben
- 1 EL Olivenöl
- Meersalz und schwarzer Pfeffer
- 10 g veganer Käse, gerieben
- 3 Bio-Eier, Größe M

Zubereitung:

1. Wasser zum Kochen bringen, die Tomaten in eine Schüssel geben und mit dem heißen Wasser übergießen. Kurz ziehen lassen, anschließend die Tomaten abschrecken, die Schale abziehen und den Stielansatz entfernen.
2. Danach die Tomaten, vierteln, Kerne entfernen und in Würfel schneiden.
3. Basilikum waschen, trocknen, die Blätter von den Sielen zupfen und hacken. Schalotte abziehen und klein schneiden.
4. Öl in einer beschichteten Pfanne erhitzen, die Schalotte hineingeben und glasig dünsten, Tomaten hinzufügen und bei mäßiger Hitze ca. 5 Minuten mitdünsten. Mit Pfeffer und Meersalz würzen.
5. Eier in ein hohes Gefäß geben und mit dem veganen Käse verrühren. Das gehackte Basilikum dazugeben und noch einmal gut vermengen.
6. Die Ei-Mischung gleichmäßig auf den Tomaten verteilen, bei mäßiger Hitze stocken lassen (ca. 3–4 Minuten), wenden und von der anderen Seite goldbraun braten.

Hinweis: Mithilfe eines Tellers lässt sich das Omelett ganz einfach wenden.

TIPP: Mit geschnittenen Oliven, Kapern und frischen Kräutern lässt sich das Omelett noch verfeinern. Dazu passt ein frischer Salat.

Spinat-Lachs Pfanne mit Orangen Hirse

KH 101,4 g | EW 71,3 g | F 46 g | Kalorien 1141

Zubereitungszeit:	ca. 20 Minuten
Portionen:	2
Schwierigkeit:	normal

Zutaten:

- 1 Bio-Orange
- 100 g Hirse
- Meersalz und Pfeffer
- 450 g Baby Spinat, frisch
- 1 kleine Zwiebel, rot
- 250 g Bio Lachsfilet
- Rapsöl zum Braten
- Muskat, nach Belieben

Zubereitung:

1. Hirse in leicht gesalzenem Wasser nach Packungsanleitung garen.
2. Die Orange gründlich waschen, trocknen, Abrieb mit einer Reibe herstellen, Orange halbieren und auspressen.
3. Wenn die Hirse kocht, Hitze reduzieren, 50 ml Orangensaft und etwas Abrieb hinzufügen und mit Deckel zu Ende garen.
4. In der Zwischenzeit den Spinat verlesen, putzen, gründlich waschen, trocknen und bei Bedarf etwas hacken.
5. Zwiebel abziehen und in kleine Würfel schneiden. Das Lachsfilet trocken tupfen (mithilfe von Küchenpapier). Anschließend in Würfel schneiden.
6. In eine Schüssel den Rest des Orangensaftes geben und mit dem Abrieb vermischen, Lachs dazugeben und darin wenden. Danach mit Meersalz und Pfeffer würzen.
7. In einer Pfanne etwas Öl erhitzen, die Zwiebel hineingeben und anbraten. Spinat hinzufügen, mit Pfeffer und Salz abschmecken und mit etwas Muskat bestreuen.
8. Lachs in die Pfanne geben und ca. 5 Minuten bei mäßiger Hitze garen.
9. Die Orangen Hirse mit dem Spinat und Lachs auf zwei Teller verteilen und servieren.

Hinweis: Fisch gehört zu den Säurebildern, sollte aber aufgrund seiner vielen Nähstoffe in die basenüberschüssige Ernährung hin und wieder integriert werden.

Linsen Pasta mit Chili und Knoblauch

KH 102,9 g | EW 52,9 g | F 48,5 g | Kalorien 1083

Zubereitungszeit:	ca. 15 Minuten
Portionen:	2
Schwierigkeit:	normal

Zutaten:

- 200 g Linsen Nudeln
- Meersalz
- 1 Knoblauchzehe
- Petersilie
- 1 Chilischote, nach gewünschter Schärfe
- 2 ½ EL Olivenöl
- 1 EL Bio Rapsöl
- Pfeffer, frisch gemahlen
- 1 Handvoll Kirschtomaten

Zubereitung:

1. Linsen Pasta nach Packungsanleitung garen und in einem Sieb abgießen (Kochwasser auffangen).
2. In der Zwischenzeit Knoblauch abziehen und sehr fein hacken.
3. Petersilie waschen, trocknen und hacken. Chilischote waschen, halbieren, Scheidewände und Kerne entfernen und ebenfalls sehr fein hacken.
4. Tomaten waschen, trocknen und wenn nötig halbieren.
5. In einer Pfanne Olivenöl und Rapsöl erhitzen, Chili und Knoblauch hinzufügen und bei geringer Hitze dünsten, hin und wieder umrühren.
6. Anschließend etwas Pasta Wasser, die Tomaten und die gehackte Petersilie unter das Öl mischen, die Pasta hinzufügen und gut vermischen. Zum Schluss mit Meersalz und Pfeffer abschmecken.
7. Auf zwei Teller verteilen und anrichten.

Hinweis: Linsen Pasta gehört zu den guten Säurebildern. Sie besteht meist zu 100 Prozent aus Linsen. Manche Sorten enthalten einen kleinen Anteil Leinsamen. Sie sind sehr lecker und zudem noch nährstoffreich. Damit sind sie die perfekte Alternative zu der herkömmlichen Pasta.

TIPP: Wer mag, kann zusätzlich noch etwas Basilikum, Spinat oder auch Pilze hinzufügen.

Bunte Lunch Bowl

KH 48,7 g | EW 39 g | F 140,1 g | Kalorien 1646

Zubereitungszeit:	ca. 15 Minuten
Portionen:	2
Schwierigkeit:	einfach

Zutaten:

- 150 g Bio Rucola
- 12 Bio Tomaten, klein, z: B: Kirschtomaten
- Champignons, Menge nach Belieben
- Olivenöl zum Braten
- 1 Avocado
- 1 Clementine
- 3 EL Leinöl
- 3 EL Mandelmus, weiß
- 2 EL gehobelte Mandeln oder Mandelstifte
- 2 EL Sesamsamen, schwarz
- 2 TL Himalaja Salz
- schwarzer Pfeffer aus der Mühle
- 1 Kästchen Rettich- oder Gartenkresse

Zubereitung:

1. Rucola verlesen, gründlich waschen, trocknen und die Stielenden abschneiden.
2. Tomaten waschen, trocknen und halbieren. Champignon putzen, in Scheiben schneiden und in einer Pfanne mit etwas Öl anbraten.
3. Avocado halbieren, Schale und Kern entfernen. Fruchtfleisch in dünne Spalten schneiden.
4. Clementine halbieren und auspressen. Aus Leinöl, Mandelmus, dem Saft, ein Dressing herstellen, mit Salz und Pfeffer abschmecken.
5. Sesam und Mandeln in einer Pfanne ohne Öl rösten.
6. Rucola, Tomaten, Champignons und Avocado auf zwei Schüsseln verteilen, das Dressing darüber träufeln und die Mandeln und den Sesam darauf anrichten.
7. Kresse abschneiden und zum Schluss auf der Bowl verteilen.

Hinweis: Champignons können auch roh verwendet werden.

TIPP: Anstelle von Tomaten kann im Winter auch eine Karotte geschält und grob geraspelt an stelle der Tomaten verwendet werden.

Konjak Nudeln mit Tofu und Pak Choi

KH 20,2 g | EW 36,4 g | F 41,4 g | Kalorien 598

Zubereitungszeit: ca. 20 Minuten
Portionen: 2
Schwierigkeit: einfach

Zutaten:

- 200 g Bio Tofu
- 2 EL Olivenöl
- 1 EL Bio Sojasoße
- 200 g Konjac Nudeln
- Meersalz
- 300 g Bio Pak Choi
- Pfeffer, frisch gemahlen
- 1 TL Curry

Zubereitung:

1. Tofu (mithilfe von Küchenpapier) trocken tupfen und in kleine Würfel schneiden. In einer Pfanne Öl erhitzen. Den Tofu darin unter mehrmaligem Wenden ca. 5–7 Minuten knusprig braten, Sojasoße hinzufügen, ablöschen und erneut ca. 2 Minuten köcheln lassen.
2. Den fertigen Tofu aus der Pfanne nehmen und zur Seite stellen.
3. Die Konjak Nudeln nach Packungsanleitung in reichlich Wasser bissfest garen, abgießen und abtropfen lassen.
4. In der Zwischenzeit den Pak Choi waschen, trocknen, putzen und in Streifen schneiden.
5. In einer Pfanne Öl erhitzen und den Pak Choi darin ca. 3 Minuten andünsten. Mit Pfeffer und Meersalz abschmecken.
6. Den Rest vom Öl mit Currypulver und ein wenig Salz vermischen. Das Öl unter die Nudeln mengen. Nudeln zusammen mit dem Pak Choi und dem Tofu auf zwei Teller verteilen und servieren.

Hinweis: Pak Choi kann als Gemüse und Salat verwendet werden. Besonders der Mini Pak Choi ist besonders zart und kann auch anstelle von Baby Spinat verwendet werden. Grundsätzlich empfiehlt es sich Pak Choi frisch zuzubereiten. Achten Sie bei der Verwendung von Tofu auf eine gute Qualität.

TIPP: Wer keine Konjac Nudeln hat, kann auch Buchweizen Nudeln verwenden.

Champignon Omelett

👍👍👍

KH 9,4 g | EW 40,6 g | F 34,6 g | Kalorien 523

Zubereitungszeit: ca. 15 Minuten

Portionen: 2

Schwierigkeit: einfach

Zutaten:

- 200 g Bio Champignons, braun
- 1 Knoblauchzehe
- 1 kleine Zwiebel, rot
- 3 Bio-Eier
- 3 EL Wasser
- Meersalz und schwarzer Pfeffer
- Rapsöl oder etwas Butter
- 5 Radieschen
- frische Petersilie, Gartenkresse
- Schnittlauch zum Garnieren

Zubereitung:

1. Champignons putzen, in Scheiben schneiden, Zwiebel und Knoblauch abziehen, den Knoblauch fein hacken und die Zwiebel in Würfel schneiden.
2. Kräuter waschen, trocknen und klein schneiden.
3. Eier und Wasser in ein hohes Gefäß geben, verquirlen und mit Pfeffer und Salz würzen. Anschließend einen Teil der Kräuter unterrühren.
4. Eine Pfanne mit etwas Öl erhitzen, die Zwiebeln und den Knoblauch anschwitzen und die Pilze dazugeben, alles anbraten (sollten leicht braun sein). Pilze aus der Pfanne auf einen Teller geben und zur Seite stellen.
5. Erneut etwas Öl in die Pfanne geben, Hitze reduzieren und die Eimischung in die Pfanne gießen. Nun die Eier stocken lassen.
6. In der Zwischenzeit die Radieschen waschen, Grün entfernen und in dünne Scheiben schneiden.
7. Wenn das Ei fast gestockt ist, die Pilze, restlichen Kräuter und die Radieschen auf dem Ei verteilen und fertig stocken lassen.
8. Schnittlauch waschen, trocknen und in Röllchen schneiden.
9. Omelett auf ein Teller geben, zusammenklappen und mit Schnittlauch bestreuen, sofort servieren.

Hinweis: Für zwei Omeletts ist es besser auch zwei Pfannen zu verwenden, so werden sie zur gleichen Zeit fertig.

TIPP: Sie können natürlich auch andere Kräuter verwenden oder noch ein paar kleine Tomaten dazugeben.

Kohlrabi Nudeln auf Tomaten Spinat Gemüse

👍👍👍👍

KH 39,3 g | EW 20,4 g | F 18,3 g | Kalorien 445

Zubereitungszeit: ca. 20 Minuten

Portionen: 2

Schwierigkeit: normal

Zutaten:

- 1 Frühlingszwiebel
- 2 Bio Kohlrabi
- 1 Handvoll Bio Spinat
- 6 kleine Bio Tomaten
- 10 Oliven, schwarz ohne Kerne
- 1 EL Kokosöl
- Himalaja Salz und schwarzer Pfeffer

Zubereitung:

1. Kohlrabi schälen, waschen und mit dem Sparschäler oder Spiralschneider zu Nudeln verarbeiten.
2. Frühlingszwiebel putzen, waschen und in Röllchen schneiden. Spinat verlesen, waschen, trocknen.
3. Kokosöl in einer Pfanne oder Wok erhitzen und die Frühlingszwiebel darin andünsten
4. Kohlrabi Nudeln dazugeben und dünsten, hin und wieder umrühren. Spinat hinzufügen und dünsten, bis der Spinat zusammengefallen ist. Das Gemüse sollte bissfest bleiben.
5. Falls nötig ein wenig Wasser dazugeben.
6. Die Tomaten waschen und halbieren, größere vierteln und in die Pfanne geben. Oliven in Scheiben schneiden und unterrühren. Danach mit Himalaja Salz und Pfeffer abschmecken und gleich servieren.

Hinweis: Schwarze Oliven können auch durch grüne Oliven ersetzt werden oder wer keine mag, lässt sie einfach weg.

TIPP: Anstelle von Spinat kann man auch Mangold verwenden. Wer will, kann zusätzlich ein paar Pilze dazugeben.

Süßkartoffeltoast mit Avocado Creme

👍👍👍👍

KH 87,6 g | EW 17,7 g | F 60,6 g | Kalorien 1014

Zubereitungszeit:	ca. 20 Minuten
Portionen:	2
Schwierigkeit:	normal

Zutaten:

- 300 g Süßkartoffeln

Für die Avocado Creme

- 1 reife Avocado
- 1 EL Olivenöl
- 1 Knoblauchzehe
- 3 kleine Tomaten
- ¼ Chilischote, optional
- Meersalz und Pfeffer
- Kürbiskerne
- Kresse zum Garnieren

Zubereitung:

1. Süßkartoffel mit einem Sparschäler schälen, waschen und in Scheiben schneiden. Backblech mit Backpapier auslegen und den Backofen auf 200 Grad vorheizen. Die Scheiben auf das Backblech geben und ca. 8–10 Minuten backen.
2. In der Zwischenzeit die Avocado von Schale und Kern befreien und in ein hohes Gefäß geben. Limette waschen, Abrieb herstellen, halbieren und auspressen.
3. Etwas Limettensaft zur Avocado geben, Knoblauch abziehen und pressen. Chili waschen halbieren, Kerne und Scheidewände entfernen und sehr fein hacken.
4. Chili und Knoblauch zur Avocado geben und mit einem Zauberstab pürieren.
5. Mit Meersalz und Pfeffer würzen, etwas Abrieb und Limettensaft dazugeben, verrühren und abschmecken bei Bedarf nachwürzen. Kürbiskerne hacken. In einer Pfanne ohne Öl Kürbiskerne rösten.
6. Süßkartoffeln aus dem Ofen nehmen, etwas abkühlen lassen und mit der Avocado Creme bestreichen. Zum Schluss die Kürbiskerne gleichmäßig verteilen und mit der Kresse garnieren.

TIPP: Wer will, kann noch ein Spiegelei auf den Toast geben.

Pfannkuchen

KH 156,8 g | EW 40,2 g | F 40,4 g | Kalorien 1180

Zubereitungszeit:	ca. 20 Minuten
Portionen:	2
Schwierigkeit:	normal

Zutaten:

- 60 g Kartoffelmehl
- 60 g Speisestärke (Maisstärke)
- 40 g Maismehl
- 3 Bio-Eier
- 400 ml Mandel Drink
- Xylit, nach Belieben3 EL
- Bio Kokosöl zum Braten
- 250 g Beeren

Zubereitung:

1. Kartoffelmehl, Maisstärke und Maismehl vermengen und sieben. Eier, Xylit und Mandel Drink dazugeben und mithilfe eines Schneebesens gut verquirlen. Anschließend ca. 10 Minuten quellen lassen, noch einmal gut verrühren.
2. Kokosöl in einer Pfanne erhitzen, den Teig mit einer Kelle hineingeben und von beiden Seiten goldbraun backen. (pro Portion benötigt man ca.1 EL Öl).
3. Danach die anderen Pfannkuchen backen, immer bevor Sie neuen Teig in die Pfanne geben, sollten Sie noch einmal umrühren.
4. In der Zwischenzeit die Beeren vorsichtig waschen und abtropfen lassen.
5. Pfannkuchen auf zwei Teller verteilen und mit dem Obst servieren.

Hinweis: Zu den Pfannkuchen sollten Sie eine gute Portion Obst genießen.

TIPP: Es eignet sich natürlich auch anderes Obst.

Fingerfood

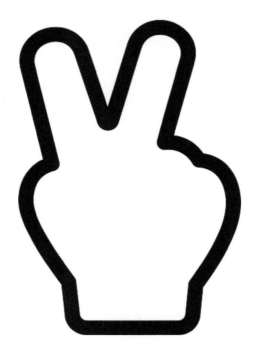

Süße Versuchung

KH 69,2 g | EW 13,6 g | F 24,5 g | Kalorien 593

Zubereitungszeit: ca. 10 Minuten
Portionen: 2
Schwierigkeit: normal

Zutaten:

- 70 g Datteln (ohne Stein)
- 70 g Aprikosen, getrocknet (ungeschwefelt)
- 30 g Cashewkerne
- 1 EL Kakaopulver, ungesüßt
- 2 EL Carobpulver
- 1 EL Leinsamen Mehl
- 1 TL Leinöl oder Hanföl
- Zimt, optional
- Kokosraspeln oder Mandeln, gemahlen zum Garnieren

Zubereitung:

1. Leinsamen in einer Mühle oder im Blender zu Mehl mahlen. Das Mehl, Datteln, Aprikosen, Cashewkerne, Kakaopulver, Carob und das Öl in einen Hochleistungsmixer geben und kräftig mixen.
2. Aus der Masse nun Kugeln formen und in Kokosraspeln oder gemahlenen Mandeln wälzen.

Hinweis: Wenn Sie zur Masse im Mixer ein wenig Wasser geben (ca. 2 EL), können Sie eine Mouse zum Dessert daraus herstellen.

Carob wird auch als Ersatzkakao bezeichnet. Er sieht aus wie Kakao und wird aus dem Fruchtmark der Früchte des Johannisbrotbaumes hergestellt. Dafür wird das Fruchtmark geröstet und gemahlen. Carob kann auch für die Zubereitung von Shakes und zum Backen verwendet werden.

TIPP: Eine gute Idee für Zwischendurch oder für die Party.

Kernige Cracker

KH 9,7 g | EW 44,9 g | F 91,9 g | Kalorien 1103

Zubereitungszeit:	ca. 45 Minuten
Portionen:	2
Schwierigkeit:	normal

Zutaten:

- 35 g Bio Sonnenblumenkerne
- 35 g Sesam
- 35 g Bio Kürbiskerne
- 26 g Bio Leinsamen
- 26 g Flohsamen
- 18 g Bio Chiasamen
- 25 ml Olivenöl
- 200 ml heißes Wasser
- Himalaja Salz

Zubereitung:

1. Backofen auf 175 Grad vorheizen. Alle Samen zusammen mit dem heißen Wasser und dem Öl in eine Schüssel geben und verrühren.
2. Anschließend das Ganze ca. 10 Minuten quellen lassen.
3. In der Zwischenzeit ein Backblech mit Backpapier auslegen und die entstandene Masse darauf ausstreichen, mit etwas Meersalz bestreuen.
4. Das Backblech in den Ofen geben und ca. 45 Minuten backen, der Teig sollte goldbraun sein.
5. Das Blech aus dem Ofen nehmen und das Ganze in Stücke brechen.
6. Die Cracker können entweder belegt oder als Knabberei verwendet werden.

Hinweis: Diese Cracker eigenen sich auch gut für eine Party oder zum Dippen.

Grill Spieße

KH 89,3 g | EW 16,3 g | F 25,3 g | Kalorien 718

Zubereitungszeit:	ca. 35 Minuten
Portionen:	2
Schwierigkeit:	normal

Zutaten:

- 10 kleine Champignons, braun
- 1 ½ Paprika, gelb
- 10 kleine Tomaten
- 1 rote Zwiebel
- ½ Ananas, frisch
- 1 ½ EL Olivenöl
- ½ EL Balsamico
- Meersalz und Pfeffer, frisch gemahlen
- 1 Knoblauchzehe
- Estragon, frisch oder getrocknet
- Chilipulver, nach Belieben

Zubereitung:

1. Die Pilze putzen. Zwiebeln abziehen und in Stücke schneiden, Tomaten und Paprika waschen, Paprika von Stielansatz und Kernen befreien und in mundgerechte Stücke schneiden.
2. Anschließen alle Zutaten in eine Schüssel geben. Olivenöl darüber verteilen und etwas Balsamico darüber träufeln. Mit frisch gemahlenem Pfeffer, Chili und ein wenig Salz würzen.
3. Knoblauch abziehen und sehr fein hacken oder pressen, Estragon waschen und zusammen mit dem Knoblauch zum Gemüse geben.
4. Danach gut vermengen und wenn nötig, noch etwas Öl und Salz darüber geben.
5. Das Ganze ca. 30 Minuten durchziehen lassen. In der Zwischenzeit die Ananas schälen, Strunk entfernen und in Würfel schneiden. Wenn alles gut durchgezogen ist, das Gemüse und die Anans auf die Spieße verteilen.
6. Den Rest der Marinade aufheben und während des Grillens die Spieße damit beträufeln.
7. Die Grillzeit liegt je nach Hitze und Grill zwischen 10 und 20 Minuten.

Hinweis: Sie können natürlich auch andere Zutaten nehmen. Dies ist nur ein Vorschlag.

TIPP: Die Spieße sind ideal für eine Gartenparty geeignet.

Gemüse Chips

KH 100 g | EW 10,9 g | F 22 g | Kalorien 696

Zubereitungszeit:	ca. 30 Minuten
Portionen:	2
Schwierigkeit:	normal

Zutaten:

- 6 Bio Pastinaken
- 2 EL Bio Kokosöl
- 1 TL Meersalz
- Gewürze nach Belieben

Zubereitung:

1. Backofen auf 200 Grad Ober/Unterhitze vorheizen.
2. Pastinaken mit dem Sparschäler schälen, anschließend in dünne Scheiben schneiden (gleichmäßig schneiden klappt mit der Küchenmaschine).
3. In einer Pfanne das Kokosöl schmelzen, dann die Pastinaken Chips hineingeben und vermischen.
4. Chips salzen, Backpapier auf zwei Backbleche geben und die Chips einzeln auslegen.
5. Nun die Bleche in den vorgeheizten Ofen geben und ca. 20 Minuten backen. Wenn die Hälfte der Zeit um ist die Chips wenden.

Hinweis: Man kann nach der gleichen Vorgehensweise auch aus Rote Bete und Karotten Chips zubereiten.

TIPP: Gewürze einfach nach Vorlieben einsetzen.

Pommes mit Mayo

KH 155,8 g | EW 19,5 g | F 147,3 g | Kalorien 2062

Zubereitungszeit:	ca. 25 Minuten
Portionen:	2
Schwierigkeit:	normal

Zutaten:

- 800 g Kartoffeln, festkochend
- 1 EL Bio Kokosfett
- Himalaja Salz zum Würzen
- Paprika, nach Belieben

Für die Mayonnaise:
- 130 ml Bio Sonnenblumen- oder Rapsöl)
- 100 ml Soja Drink (Fettgehalt mind. 1,8 g)
- ½ EL Bio Apfelessig
- Senf, nach Belieben (zuckerfrei)
- Meersalz, nach Belieben
- Pfeffer, frisch gemahlen

Zubereitung:

1. Kartoffeln schälen, waschen und in Streifen schneiden (ca. 1 cm).
2. Anschließend noch zweimal gründlich waschen (die Stärke tritt dann aus).
3. Die Pommes gut trocknen und in eine Schüssel geben.
4. Das Kokosfett in einem Topf schmelzen, ca. 1 Esslöffel Fett zu den Pommes geben, gut vermischen.
5. Die Pommes anschließend in einer Heißluftfritteuse bei 200 Grad ca. 40–45 Minuten frittieren.
6. In der Zwischenzeit die Mayonnaise zubereiten. Alle Zutaten sollten Zimmertemperatur haben.
7. Senf mit 100 ml Rapsöl in den Mixer geben, auf kleiner Stufe mixen. Während des Mixens nach und nach den Rest des Öls ganz langsam hinzufügen.
8. Nun auf höherer Stufe mixen, Soja Drink, Apfelessig, Salz und Pfeffer hinzufügen. Solange mixen bis die Masse, die gewünschte Konsistenz erreicht hat.
9. Die Pommes mehrmals wenden und die fertigen Pommes mit Salz bestreuen.

Hinweis: Achtung: Der Soja Drink muss mindestens einen Fettgehalt von 1,8 g haben, sonst gelingt die Mayonnaise nicht.

TIPP: Mit Kurkuma kann man die Farbe der Mayo verändern.

Gefüllte Auberginenröllchen

KH 83,3 g | EW 18,3 g | F 17 g | Kalorien 607

Zubereitungszeit:	ca. 30 Minuten
Portionen:	2
Schwierigkeit:	normal

Zutaten:

- 1 Bio Aubergine
- Olivenöl
- 300 g Kartoffel/n
- Getrocknete Tomaten, in Öl eingelegt, nach Belieben
- frisches Basilikum, nach Belieben
- Himalaja Salz und Pfeffer
- Chili, bei Bedarf

Zubereitung:

1. Auberginen waschen, Enden entfernen und längs in ca. 0,5 cm Scheiben schneiden, salzen und ca. 20 Minuten zur Seite stellen.
2. Kartoffeln schälen, gründlich waschen, in Würfel schneiden und in Salzwasser garen oder im Dampfgarer zubereiten.
3. Auberginen Scheiben mit Öl (auf beiden Seiten) bestreichen und auf dem Grill oder im Backofen garen.
4. Basilikum waschen, trocknen und klein schneiden. Die getrockneten Tomaten ebenfalls klein schneiden.
5. Kartoffeln abgießen, kurz abkühlen lassen und anschließend mit der Gabel zerdrücken, mit Pfeffer, Salz, Öl, Basilikum und den getrockneten Tomaten vermengen. Falls die Masse zu trocken ist, geben Sie noch etwas Olivenöl oder ein wenig Wasser hinzu.
6. Kartoffel-Creme zu Röllchen formen und mit den Auberginen Scheiben umwickeln. Damit sie besser zusammenhalten mit einem Zahnstocher fixieren.
7. Zum Schluss mit frischem Basilikum garnieren.

Hinweis: Wer will, kann in die Kartoffelmasse auch noch ein paar geschnittene Oliven geben.

TIPP: Die Auberginenröllchen schmecken auch kalt sehr gut.

Falafel mit veganem Tsatsiki

KH 44,6 g | EW 23,9 g | F 26,6 g | Kalorien 546

Zubereitungszeit: ca. 40 Minuten
Portionen: 2
Schwierigkeit: normal

Zutaten:

- 1 Dose Kichererbsen
- ½ rote Zwiebel
- 1 Knoblauchzehe
- Koriander und Kreuzkümmel, gemahlen, nach Bedarf
- Olivenöl
- ½ Bund Petersilie
- Kokosöl zum Braten
- Meersalz und Pfeffer

Für den Tsatsiki:
- 250 g Kokos Joghurt, zuckerfrei
- ½ Bio Salatgurke
- 1 Knoblauchzehe
- ½ Bio Zitrone
- Meersalz und Pfeffer

Zubereitung:

1. Knoblauch und Zwiebel abziehen, Zwiebel in grobe Würfel schneiden, Knoblauch fein hacken.
2. Kichererbsen, Knoblauch, Zwiebel und alle Gewürze zusammen mit etwas Olivenöl in eine Küchenmaschine oder einen Standmixer geben und zu einer groben Masse verarbeiten.
3. Petersilie waschen, trocknen und hacken und dazugeben, untermengen.
4. In einer beschichteten Pfanne Kokosöl erhitzen. Die Teigmasse zu kleinen Bällchen verarbeiten und im heißen Öl rundherum goldbraun braten.
5. In der Zwischenzeit die Gurke halbieren, eine Hälfte hobeln, den Knoblauch abzielen und mithilfe einer Presse zerdrücken sowie die Zitrone halbieren und auspressen. Alle Zutaten für das Tsatsiki in eine Schüssel geben und gut verrühren und auf zwei Schalen verteilen.
6. Der Falafel auf Küchenpapier abtropfen lassen und mit dem Tsatsiki servieren.

Hinweis: Wer getrocknete Kichererbsen verwenden will, braucht ca. 90 g und muss diese über Nacht einweichen. Ich habe mich für die schnelle Variante entschieden. Dazu passt ein gemischter oder ein Rote-Bete-Salat.

Zucchiniröllchen mit Paprika Dip

KH 23,8 g | EW 21,6 g | F 73,5 g | Kalorien 871

Zubereitungszeit:	ca. 20 Minuten
Portionen:	2
Schwierigkeit:	normal

Zutaten:

- 1 große Bio Zucchini

Für die Füllung:
- 50 g Pinienkerne
- 2 Knoblauchzehen
- 1 Handvoll Basilikum, frisch
- 1 Handvoll Petersilie, frisch
- 50 ml neutrales Öl
- Meersalz und Pfeffer, frisch gemahlen

Für den Dip:
- 1 rote Bio Paprika, klein
- 1 Bio Limette
- 1 rote Zwiebel
- 1 Knoblauchzehe
- Meersalz und schwarzer Pfeffer zum Abschmecken

Zubereitung:

1. Die Zutaten für die Füllung in einen Standmixer geben und mixen (höchste Stufe, bis die Masse cremig ist).
2. Zucchini waschen, trocknen und die Enden entfernen. Anschließend mit einem Sparschäler die Zucchini längs in dünne Streifen zerteilen.
3. Petersilie und Basilikum waschen, trocknen und zerkleinern. Knoblauch abziehen und sehr fein hacken.
4. Die Streifen mit dem Pesto großzügig bestreichen und dann zusammenrollen. Zum Schluss mit einem Zahnstocher fixieren. Nach und nach die anderen Röllchen herstellen.
5. Zwiebel und Knoblauch abziehen und sehr klein schneiden. Limette halbieren und auspressen.
6. Danach die Zutaten für den Dip in den Mixer geben und kurz pürieren (es können ruhig noch Stücke im Dip sein).
7. Die Zucchiniröllchen auf einem Teller anrichten, den Dip in eine Schale geben und zusammen mit den Röllchen servieren.

Hinweis: Wer will, kann die Pinienkerne in einer Pfanne ohne Öl rösten, dann bekommt das Pesto einen intensiveren Geschmack.

Sommerrollen für die Gartenparty

KH 301 g | EW 40,8 g | F 20,6 g | Kalorien 1800

Zubereitungszeit: ca. 25 Minuten
Portionen: 2
Schwierigkeit: normal

Zutaten:

- 4 Blätter Reispapier, groß
- 1 Paket Reis Nudeln 300g
- 1 große Bio Karotte
- ½ Bio Gurke
- 2 Handvoll Mungo Keimlinge oder Sojasprossen
- 4 Blätter Batavia Salat
- Koriander, frisch
- Minze, nach Bedarf

Für die Soße:

- 4 EL Hoisin-Sauce
- 4 EL Bio Sojasoße
- 2 EL Erdnussbutter
- 1 Bio Limette

Zubereitung:

1. Reis Nudeln nach Packungsanleitung zubereiten. Gurke und Karotte waschen, schälen und Karotte grob hobeln und die Gurke in Stifte schneiden.
2. Sprossen, Salat und Koriander waschen, trocknen und Salat zerteilen, Koriander hacken. Minze waschen, trocknen, Blättchen von den Stielen zupfen.
3. Limette halbieren und auspressen. Alle Zutaten für die Soße in eine Schüssel geben, nach Bedarf Limettensaft dazugeben und gut verrühren.
4. Soße in eine Schale füllen. Reispapier mit Wasser gut befeuchten, kurz ziehen lassen und dann die Röllchen zubereiten.
5. Beginnen Sie beim Befüllen des Reispapiers mit einem Salatblatt, dann ein paar Reis Nudeln, Mungo Keimlinge oder dann Sojasprossen, Karotte und Gurke.
6. Zum Schluss wird der Koriander und die Minze hinzugegeben, dann rollen. Das klappt, in dem man von unten beginnt den Inhalt gut zusammendrückt, auf der Hälfte die Seiten einklappt und fertig rollt.
   Mit der Sauce servieren. Beim Essen die Rollen immer wieder in die Sauce tunken. Eine super Party Idee.

Süßes und Dessert

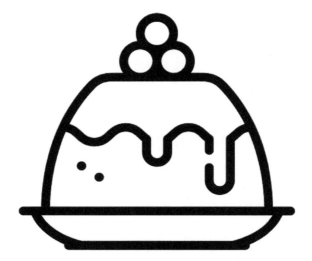

Herbstlicher Crumble mit Granatapfelkernen

KH 100,5 g | EW 23,5 g | F 34,9 g | Kalorien 841

Zubereitungszeit:	ca. 35 Minuten
Portionen:	2
Schwierigkeit:	normal

Zutaten:

- 1 Bio Apfel
- 1 Bio Birne
- 1 Granatapfel
- Zimt, nach Belieben
- 2 TL Kokosblütensirup
- ½ Bio Zitrone
- Kokosöl zum Einpinseln

Für die Streusel:
- 3 EL Bio Kokosöl
- 2 EL Kokosblütensirup
- 3 EL Mandelmehl
- 2 TL Bio Kokosmehl

Zubereitung:

1. Backofen auf 175 Grad vorheizen. Zwei Auflauf Förmchen mit einem Durchmesser von 11 cm gründlich einfetten (mit Kokosöl).
2. Birne und Apfel waschen, Kerngehäuse herausschneiden und klein schneiden und in eine Schüssel geben.
3. Granatapfel halbieren, mit einem Löffel die Granatapfelkerne herauslösen und zu dem Obst geben, Zimt dazugeben und vermischen. Auf die zwei Förmchen aufteilen.
4. Anschließend Mandelmehl und Kokosmehl mischen, Kokosöl und Kokosblütenzucker dazugeben und vermengen.
5. Die Streusel gleichmäßig auf dem Obst verteilen und ca. 20 Minuten im vorgeheizten Backofen backen, bis die Streusel leicht braun sind.

Hinweis: Falls die Streusel zu trocken sind, noch etwas Öl hinzugeben.

TIPP: Anstelle von Apfel und Birne kann man auch Zwetschgen, Pflaumen oder Himbeeren verwenden.

Mandel Pralinen mit Sesam

KH 56,5 g | EW 70,3 g | F 153,9 g | Kalorien 1944

Zubereitungszeit:	ca. 15 Minuten
Portionen:	ca. 10 Pralinen
Schwierigkeit:	normal

Zutaten:

- 200 g Mandeln
- 20 g Rosinen oder Sultaninen
- 30 g Medijool Datteln
- 30 ml Mandel Drink
- ½ Tasse Kokosflocken
- 2 EL Bio Lupinen Protein
- 1 Prise Meersalz
- 2 EL Sesam zum Garnieren
- Pistazien zum Garnieren

Zubereitung:

1. Mandeln mahlen oder gemahlene Mandeln verwenden. Die Rosinen oder Sultaninen mithilfe eines Messers fein hacken.
2. Datteln entkernen und mit dem Mandel Drink in einen Mixer geben und zu Dattelsirup mixen.
3. Anschließend die gemahlenen Mandeln, Rosinen, Kokosflocken und das Proteinpulver zum Dattelsirup geben, 1 Prise Meersalz hinzufügen und alles zu einem Teig verarbeiten.
4. Aus dem Teig Kugeln formen. Pistazien hacken und die Pralinen in Sesam wälzen und zum Schluss mit den gehackten Pistazien garnieren.

Hinweis: Anstelle von Mandel Drink können Sie auch Wasser verwenden. Die Pralinen sollten kühl aufbewahrt werden.

TIPP: Wer keine Pistazien mag, lässt diese weg.

Sommertraum-Wassermelonen Torte

KH 239,5 g | EW 30,0 g | F 64,8 g | Kalorien 1662

Zubereitungszeit: ca. 40 Minuten
Portionen: 2
Schwierigkeit: normal

Zutaten:

- 1 Wassermelone
- 460 ml Bio Sahne
- Kokosblütensirup, nach Belieben
- Bio Heidelbeeren
- Kokos Chips oder Kokosflocken

Zubereitung:

1. Beide Enden der Wassermelone abschneiden, sodass eine dicke Scheibe (ähnlich wie ein Tortenboden entsteht (die Scheibe kann zwischen 6 und 9 cm, je nach Belieben dick sein).
2. Anschließend legen Sie diese Scheibe auf ein Brett und schneiden rundherum die Schale ab.
3. Nun geben Sie die Sahne mit etwas Kokosblütenzucker in den Mixer und mixen so lange bis die Sahne fest geworden ist.
4. Anschließend streichen Sie die Creme auf die Wassermelone und um die Seiten (wie bei einer Sahnetorte).
5. Die Torte muss dann für ca. ½ Stunde in den Kühlschrank.
6. In der Zwischenzeit werden die Heidelbeeren gewaschen und getrocknet. In einer Pfanne ohne Öl die Kokosflocken rösten.
7. Die gekühlte Torte in Stücke und schneiden, mit den Heidelbeeren dekorieren und mit den Kokosflocken bestreuen.

Hinweis: Wer vegane Sahne bevorzugt, kann diese selber machen. Dazu 100 g Cashewkerne über Nacht in Wasser einweichen. Am Morgen das Wasser abgießen und in einem Hochleistungsmixer zusammen mit 100 g Öl (z. B. Raps- oder Distelöl) und Wasser (200 ml) mindestens 1 Minute mixen, bis eine Creme entstanden ist.

TIPP: Anstelle von Heidelbeeren kann man auch Brombeeren, Erdbeeren, Johannisbeeren, Stachelbeeren oder Ananasstücke verwendet werden.

Kokos Ananas Küchlein

👍👍👍

KH 130,3 g | EW 38,3 g | F 65,4 g | Kalorien 1337

Zubereitungszeit: ca. 20 Minuten

Portionen: 2

Schwierigkeit: normal

Zutaten:

- 1 Ananas
- 3 Bio-Eier
- 3 EL Bio Kokosöl
- 3 EL Kokosmilch
- 3 EL Bio Kokosmehl
- Kokosblütenzucker, nach Belieben
- 1 Prise Meersalz
- Kokosöl zum Backen (Braten)
- Minze zum Garnieren

Zubereitung:

1. Eier aufschlagen und in eine Schüssel geben. Kokosöl in einem Topf schmelzen. Anschließend das Kokosöl, Kokosblütensirup, Kokosmilch, Zimt und Meersalz zu den Eiern geben und gut vermischen.
2. Dann das Kokosmehl hinzufügen und gut verrühren und beiseitestellen (ca. 10 Minuten).
3. In der Zwischenzeit die Ananas, schälen, Strunk entfernen und in Scheiben schneiden. In einer Pfanne das Kokosöl erhitzen.
4. Die Ananasscheiben durch den Teig ziehen (sollten rundherum mit Teig bedeckt sein) und im heißen Kokosöl von beiden Seiten goldbraun ausbacken.
5. Minze waschen und trocknen.
6. Ananasküchlein auf Tellern anrichten und mit der Minze garnieren.

Hinweis: Erst wenden, wenn die Unterseite goldbraun und der Teig fest ist.

TIPP: Wer Ananas nicht so gern mag oder Abwechslung sucht, kann anstelle der Ananas auch Äpfel verwenden. Für die oben angegebene Menge benötigen Sie 2 Bio Äpfel, grün.

Erfrischende Zitronen Nice Creme

KH 101 g | EW 6,6 g | F 1,4 g | Kalorien 455

Zubereitungszeit: ca. 10 Minuten
Portionen: 2
Schwierigkeit: normal

Zutaten:

- 3 gefrorene Bio Bananen
- 2 Bio Zitronen
- Mandel Drink, nach Belieben
- Minze zum Garnieren

Zubereitung:

1. Bananen in Scheiben schneiden und einfrieren.
2. Zitronen waschen, von einer halben Zitrone mit einer feinen Reibe Abrieb herstellen, die Zitronen halbieren und auspressen.
3. Die gefrorenen Bananen, Zitronensaft und Abrieb in einen Mixer geben und kräftig mixen.
4. Bei Bedarf etwas Mandel Drink hinzufügen und noch einmal mixen bis eine cremige Masse entsteht. Minze waschen, trocknen und die Blättchen abzupfen.
5. Auf zwei Schälchen verteilen, mit Minze garnieren und genießen.

Hinweis: Die Zeit zum Einfrieren der Bananen ist nicht in der Zubereitungszeit enthalten.

TIPP: Hier können Sie sich kreativ austoben. Wer will, gibt noch ein paar Kakaonibs zur Nice Creme oder verwendet anstelle von Zitrone z. B. Mango, Papaya oder Beeren. Geröstete Nüsse oder Kerne können ebenfalls zum Garnieren verwendet werden. Die Grundmasse bildet hier immer die Bananencreme.

Schoko Mousse mit Beeren

KH 106,7 g | EW 22,7 g | F 92,5 g | Kalorien 1404

Zubereitungszeit:	ca. 15 Minuten
Portionen:	2
Schwierigkeit:	einfach

Zutaten:

- 1 Bio Banane
- 1 Avocado, reif
- 4 EL Kokosmilch oder nach Belieben
- 2 EL Kakaopulver, zuckerfrei
- Kokosblütensirup, nach Bedarf
- 100 g Zartbitter Schokolade, zuckerfrei
- 1 EL Mandeln, gehobelt
- 1 EL Kakaonibs
- 125 g Himbeeren oder Erdbeeren

Zubereitung:

1. Avocados halbieren, Schale und Kern entfernen, Fruchtfleisch in Stücke zerteilen.
2. Banane schälen, klein schneiden und mit der Avocado, dem Kokosblütensirup und der Kokosmilch in einen Standmixer oder mit dem Handmixer cremig mixen.
3. Kakaopulver hinzufügen, umrühren und noch einmal mixen.
4. In einer Pfanne ohne Fett die gehobelten Mandeln rösten, bis sie leicht braun sind, ab und zu umrühren.
5. Die Bitter-Schokolade mit einem Hobel zerkleinern und zusammen mit den Kakaonibs unter die Creme heben.
6. Die Beeren putzen, vorsichtig waschen und trocken tupfen.
7. Zum Schluss die entstandene Masse auf zwei Schälchen aufteilen und mit den Mandeln und den Beeren garnieren.

Hinweis: Zartbitter Schokolade ohne Zucker bekommt man im Bio Laden.

TIPP: Wer Rohkakao hat, kann diesen verwenden. Das Obst können Sie der Saison anpassen.

Rote Grütze

KH 48,5 g | EW 2 g | F 1 g | Kalorien 235

Zubereitungszeit:	ca. 10 Minuten
Portionen:	2
Schwierigkeit:	normal

Zutaten:

- ca. ½ Glas Schattenmorellen
- 1/3 Beutel gemischte Beeren (TK)
- 1/3 Päckchen Puddingpulver, Vanille oder Sahne
- Vanille, gemahlen, optional

Zubereitung:

1. Ein Sieb auf eine Schüssel geben, Schattenmorellen abgießen. Anschließend den Saft in einen Topf geben und das Puddingpulver in den Saft einrühren, aufkochen lassen. Mit einem Schneebesen ständig rühren.
2. Vom Herd nehmen und gleich die Früchte einrühren. Danach in eine Schüssel füllen und auskühlen lassen.

Hinweis: Beim Einrühren des Puddingpulvers ist der Saft erst etwas milchig, wird aber beim Kochen klar und dunkelrot.

TIPP: Dazu passt geschlagene Sahne, vegane Sahne oder Eis. Bei der Wahl der Früchte kann man sich nach der Saison richten. Auch eine reine Kirsch Grütze ist zu empfehlen.
Außerdem kann man die Grütze auch in Eisförmchen geben und für ca. 6 Stunden in den Eisschrank geben. Dann erhält man ein super leckeres und erfrischendes Eis.

Kokos Avocado Eis

KH 162,9 g | EW 25,6 g | F 110,7 g | Kalorien 1851

Zubereitungszeit: ca. 40 Minuten
Portionen: 2
Schwierigkeit: normal

Zutaten:

- 8 Medjool Datteln
- 115 ml Wasser
- 3 Avocados, mittelgroß
- 1 Bio Limette oder Zitrone
- 230 ml Bio-Kokosmilch
- Kokosblütensirup, nach Belieben
- 5 – 7 TL Rohkakao
- 2 TL Bio-Vanille, gemahlen
- 1 Prise Meersalz

Zubereitung:

1. Die Datteln entsteinen und zusammen mit dem Wasser in einen Mixer (Hochleistungsmixer) geben. Bei der Verwendung anderer Datteln sollten diese in Wasser eingeweicht werden, damit sie weich sind (Dauer ca. 30 Minuten).
2. In der Zwischenzeit die Avocados von Schale und Kern befreien und klein schneiden. Zitrone oder Limette halbieren und auspressen. Die Avocado mit dem Saft beträufeln.
3. Wenn die Datteln weich sind, geben Sie die Kokosmilch, Avocado, Kokos, Kokosblütenzucker, Kakao, Vanille und eine Prise Meersalz dazu.
4. Anschließend alles kräftig mixen bis eine cremige Masse entstanden ist.
5. Füllen Sie die Masse in Eisförmchen und stellen Sie es für mindestens 6 Stunden in das Gefrierfach.

Hinweis: Die cremige Masse kann auch als Dessert mit Früchten genossen werden. Dafür teilen Sie die Masse auf Schälchen auf, geben frisches Obst z. B. Beeren hinzu und garnieren das Dessert mit frischer Minze.

TIPP: Falls die Masse nicht cremig genug wird, geben Sie noch etwas Kokosmilch hinzu.

Winterliche Pralinen mit Zimt

KH 25,2 g | EW 17,6 g | F 69,2 g | Kalorien 804

Zubereitungszeit:	ca. 20 Minuten
Portionen:	2
Schwierigkeit:	normal

Zutaten:

- 100 g Bio Paranüsse
- 30 g Apfelringe, getrocknet
- 50 ml Mandel Drink, ungesüßt
- 1 TL Kokosblütensirup
- ½ TL Zimt
- Zimt zum Garnieren

Zubereitung:

1. Paranüsse über Nacht in Mandel Drink einweichen.
2. Am Morgen die Paranüsse abgießen und zusammen mit den Apfelringen in den Mixer geben und zerkleinern.
3. Zimt und den Kokosblütensirup hinzufügen und noch einmal kurz mixen.
4. Aus dem fertigen Teig kleine Kugeln rollen und wer will noch einmal durch Zimt wälzen.

TIPP: Anstelle von Zimt zum Garnieren schmecken auch Kokosraspeln. Man kann die Pralinen auch mit anderen Gewürzen verfeinern. Wer keine Paranüsse mag, kann auch andere Nüsse verwenden.

Bananen Trauben Dessert

KH 83,5 g | EW 4,3 g | F 1,3 g | Kalorien 396

Zubereitungszeit:	ca. 15 Minuten
Portionen:	2
Schwierigkeit:	normal

Zutaten:

- 100 ml Fruchtsaft, frisch gepresst aus roten Früchten
- 125 g Himbeeren, TK
- Xylit, nach Bedarf
- 1 kleine Bio Banane
- 250 g rote Trauben
- 2 TL Speisestärke
- Pinienkerne

Zubereitung:

1. Himbeeren antauen lassen. Speisestärke mit 2 EL Fruchtsaft verrühren, es sollten keine Klümpchen drin sein.
2. Den Rest des Saftes mit den Himbeeren kurz aufkochen und ca. 5 Minuten bei geringer Hitze sanft köcheln lassen.
3. Anschließend die angerührte Speisestärke dazugeben und mit Xylit verrühren und aufkochen. Pinienkerne ohne Öl in einer Pfanne rösten.
4. Nun das Ganze erneut kurz aufkochen lassen. In der Zwischenzeit die Banane von der Schale befreien, in dünne Scheiben schneiden und in die Soße geben und erwärmen.
5. Trauben waschen und auf zwei Teller verteilen und die Soße darauf geben und mit den Pinienkernen bestreuen.

Hinweis: Anstelle der roten Trauben können natürlich auch helle verwendet werden. Das Dessert schmeckt sowohl warm als auch kalt.

TIPP: Die Pinienkerne können Sie auch durch Nüsse oder Kerne ihrer Wahl ersetzen oder weglassen.

Chia Pudding, Grundrezept

KH 34,7 g | EW 22,8 g | F 28,5 g | Kalorien 697

Zubereitungszeit:	ca. 15 Minuten
Portionen:	2
Schwierigkeit:	normal

Zutaten:

- 2 EL Bio Chia Samen
- 200 ml Mandel Drink
- 4 TL Leinsamen
- 4 EL Vollkorn Haferflocken
- 200 g Mandel- oder Kokos Joghurt
- Obst, nach Belieben
- Nüsse oder Kerne, nach Belieben
- Zimt, optional
- Xylit, optional

Zubereitung:

1. Am Abend Chia Samen, Leinsamen, Haferflocken und Mandelmilch vermengen. Das Ganze über Nacht im Kühlschrank ziehen lassen.
2. Am nächsten Tag, das gewünschte Obst waschen, gegebenenfalls putzen oder schälen und klein schneiden.
3. Den vorbereiteten Pudding mit dem Kokos- oder Mandeljoghurt verrühren und auf zwei Schalen aufteilen. Das Obst gleichmäßig darauf verteilen.
4. Nüsse, Kerne oder Samen in einer Pfanne ohne Öl anrösten.
5. Die gerösteten Nüsse auf das Obst geben, mit etwas Zimt bestreuen und servieren.

Hinweis: Wer will, kann den Pudding auch mit Trockenfrüchten bereiten. Zum Garnieren eignen sich auch Kokos Chips. Wer keine Zeit hat, kann das Rösten der Nüsse auch weglassen.

TIPP: Anstelle von Mandel- oder Kokos Joghurt kann man auch Sojajoghurt verwenden. Beim Obst kann man seiner Fantasie freien Lauf lassen. Es gibt nichts was nicht passt. Bei Belieben kann man das ganze auch an die Saison anpassen.

Cheesecake Muffins mit Blaubeeren

👍👍👍👍

KH 110,1 g | EW 50,4 g | F 169,9 g | Kalorien 2205

Zubereitungszeit:	ca. 40 Minuten
Portionen:	8 Muffins
Schwierigkeit:	normal

Zutaten:

- 90 g Mandeln
- 5 Medijool Datteln
- 120 g Cashews
- 120 g Bio Blaubeeren
- Xylit oder Kokosblütensirup, nach Belieben
- 70 g Bio Kokosöl
- 1 Bio Zitrone

Zubereitung:

1. Cashewkerne und Mandeln über Nacht einweichen. Datteln ebenfalls einweichen, wenn Sie Medijool Datteln verwenden, reicht es diese 30 Minuten einzuweichen.
2. Mandeln zusammen mit den Datteln in eine Schüssel geben und mit dem Stabmixer pürieren.
3. Ca. 5 EL Wasser hinzugeben, es entsteht eine klebrige Paste.
4. Nun die Paste auf die Silikon Muffin Förmchen aufteilen und ca. 15 Minuten in den Eisschrank geben.
5. Kokosöl in einem Topf schmelzen. Zitrone halbieren und auspressen.
6. Blaubeeren, Cashewkerne Xylit und Zitronensaft zusammen mit dem Kokosöl zu einer Masse verarbeiten.
7. Die Förmchen aus dem Eisschrank nehmen und mit der Masse gleichmäßig füllen.
8. Zum Schluss erneut ca. 15 Minuten in den Eisschrank geben.
9. Vor dem Servieren kurz antauen lassen und dann genießen.

Hinweis: Durch die süßen Datteln wird normal kein zusätzliches Süßungsmittel benötigt, wem es dennoch nicht süß genug ist, kann man etwas Xylit verwenden.

TIPP: Dazu passen noch ein paar frische Blaubeeren.

Brot und Kuchen

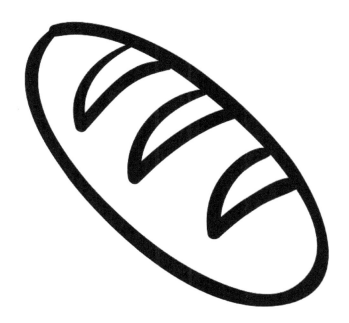

Basisches Brot, hefefrei

KH 353,8 g | EW 117,9 g | F 86,6 g | Kalorien 2759

Zubereitungszeit:	ca. 70 Minuten
Portionen:	2-3
Schwierigkeit:	normal

Zutaten:

- 500 g Bio Dinkelmehl, Typ 630
- ½ TL Meersalz
- ½ Liter lauwarmes Wasser
- 1 TL Brotgewürz-Mischung
- 1 Pck. Backpulver
- 100 g Bio Leinsamen
- 100 g Bio Kürbiskerne oder Sonnenblumenkerne
- Rapsöl für die Backform

Zubereitung:

1. Das Dinkelmehl zusammen mit dem Backpulver in eine Schüssel geben und vermischen.
2. Meersalz, Leinsamen, Brotgewürz und Kürbiskerne untermengen. Backofen auf 200 Grad Ober / Unterhitze vorheizen.
3. Wasser leicht erwärmen, hinzugeben und mit den Händen daraus einen Teig kneten.
4. Etwas Rapsöl in eine Kastenform geben und diese gut einfetten. Den Teig in die Form geben, glattstreichen und mit einem Backpinsel mit etwas Wasser bepinseln.
5. Die Form in den vorgeheizten Backofen geben und ca. 60 Minuten backen. Garprobe machen.

Hinweis: Das Einpinseln mit Wasser sorgt dafür, dass das Brot knusprig wird.

Dinkelmehl gehört zu den guten Säurebildern. Es bietet eine gesunde Alternative zu Weizenmehl. Aufgrund der vielen positiven Eigenschaften kann es gut in die basenüberschüssige Ernährung eingebunden werden. Denken Sie daran, dass es ratsam ist, Brot nur in Maßen zu essen. Zudem sollten Sie immer reichlich basische Nahrungsmittel dazu verzerren.

TIPP: Dieser Teig eignet sich auch für das Backen von Brötchen. Anstelle von Kürbiskernen können auch Sonnenblumenkerne verwendet werden. Wer will, kann auch einen Teil des Dinkelmehls durch Haferflocken ersetzen.

Fladenbrot aus Dinkelmehl

KH 307,9 g | EW 64,5 g | F 60,1 g | Kalorien 2126

Zubereitungszeit: ca. 60 Minuten
Portionen: 2-3
Schwierigkeit: normal

Zutaten:

- 250 ml Wasser
- 1 Würfel Hefe, frisch
- 480 g Dinkelvollkornmehl
- 2 Prisen Meersalz
- 20 g Yaconsirup
- 50 g Bio-Kokosfett

Zubereitung:

1. Wasser in eine kleine Schüssel geben und die Hefe darin auflösen. Anschließend alle weiteren Zutaten in eine Schüssel geben, die Hefe dazugeben und daraus einen Teig herstellen.
2. Den Backofen auf ca. 50 Grad vorheizen. Die Schüssel mit dem Teig mit einem Tuch bedecken und in den Ofen stellen. Dann sollte der Teig ca. 30 Minuten gehen.
3. Anschließend den Backofen auf 240 Grad (Ober – und Unterhitze) vorheizen.
4. Backpapier auf ein Blech legen.
5. Teig erneut durchkneten. Dann mit dem Teigroller auf dem vorbereiteten Blech ausrollen.
6. Das Blech in den Backofen geben und das Fladenbrot ca. 12 Minuten auf mittlerer Schiene backen. Garprobe machen.

Hinweis: Das Fladenbrot enthält nur gute Säurebilder und ist so für die basenüberschüssige Ernährung gut geeignet. Allerdings sollte man das Brot immer zusammen mit vorwiegend basischen Lebensmitteln genießen.

TIPP: Genießen Sie das Brot z. B. zum Ratatouille. Rezept finden Sie im Buch.

Basisches Brot mit Zucchini

👍👍👍

KH 173 g | EW 105 g | F 305 g | Kalorien 3902

Zubereitungszeit:	ca. 60 Minuten
Portionen:	2-4
Schwierigkeit:	normal

Zutaten:

- 1 kg Bio Zucchini
- 150 g Mandeln
- 150 g Dinkelmehl
- 150 g Walnüsse
- 100 g Kokosraspeln
- 80 ml Kokosnussmilch
- 2 rote Zwiebeln
- 1 Knoblauchzehe
- ½ Kümmel, gemahlen (optional)
- Koriander, gemahlen, nach Belieben
- 1 EL Ingwer, frisch
- 4 EL Olivenöl
- Meersalz, Pfeffer, Cayennepfeffer, nach Bedarf
- 150 ml stilles Mineralwasser

Zubereitung:

1. Backofen auf 200 Grad vorheizen. Zucchini waschen, trocknen und die Enden abschneiden. Anschließend in kleine Stücke schneiden.
2. Walnüsse und Mandeln klein hacken. Knoblauch und Zwiebel abziehen, die Zwiebel in kleine Würfel schneiden und den Knoblauch sehr fein hacken oder Knoblauch mithilfe einer Knoblauchpresse zerdrücken.
3. Ingwer dünn schälen und fein reiben.
4. Eine Pfanne mit Olivenöl erhitzen und die Zwiebeln darin kurz andünsten. Knoblauch, Koriander, Kümmel und Ingwer dazugeben und ca. 1 Minute weiter dünsten (achtgeben, brennt schnell an).
5. Eine weitere Pfanne mit Öl erhitzen und die Zucchinistücke anbraten (sollen leicht bräunen).
6. Anschließend die gesamten Zutaten in eine große Schüssel geben und miteinander vermischen.
7. Eine Kastenform gut einfetten und die Zucchinimasse hineinfüllen, glattstreichen und ca. 30 Minuten backen. Garprobe machen. Auf einem Kuchengitter auskühlen lassen.

Hinweis: Die Gewürze sind Vorschläge, jeder kann nach Belieben seine Lieblingsgewürze verwenden.

Basisches Knusperbrot

KH 161 g | EW 78,5 g | F 134,8 g | Kalorien 2235

Zubereitungszeit:	ca. 70 Minuten
Portionen:	2
Schwierigkeit:	normal

Zutaten:

- 120 g Dinkelvollkornmehl
- 120 g Vollkorn Haferflocken
- 100 g Bio Sonnenblumenkerne
- 50 g Sesam
- 50 g Leinsamen
- ½ TL Meersalz
- 2 EL Rapsöl oder Olivenöl
- 500 ml lauwarmes Wasser

Zubereitung:

1. Backofen auf 170 Grad vorheizen. Mehl, Haferflocken, Kerne, Sesam und Meersalz in eine Schüssel geben und vermischen. Danach Öl und Wasser dazugeben und zu einem Teig verrühren. Zwei Backbleche mit Backpapier auslegen.
2. Anschließend den Teig dünn auf das Backpapier ausstreichen.
3. Die Backbleche in den vorgeheizten Ofen schieben und ca. 50–60 Minuten backen.
4. Achtung: Nach 15 Minuten der Backzeit das Ganze in Stücke schneiden und dann zu Ende backen, sonst ist das schneiden fast unmöglich.

Hinweis: Der Teig scheint erst sehr dünn, wenn Sie den Teig 10 Stehen lassen, wird er dicker. Wenn Sie das Knäckebrot in einer Gebäckdose aufbewahren, bleibt es knusprig. Da man dann Knäckebrot auf Vorrat hat, spielt die Zeit nicht die große Rolle. Es lohnt sich auf jeden Fall.

TIPP: Körner und Samen können nach Belieben ausgetauscht werden.

Buchweizen Brot, basisch

KH 130,8 g | EW 22,9 g | F 19,7 g | Kalorien 846

Zubereitungszeit:	ca. 50 Minuten
Portionen:	2
Schwierigkeit:	normal

Zutaten:

- 2 EL Bio Chiasamen
- 120 g Buchweizen
- 3 TL Kokosblütensirup
- Wasser
- 50 g Bio Amaranth
- 3 TL Himalaja Salz
- Olivenöl

Zubereitung:

1. Buchweizen am Morgen in ein Glas mit 240 ml Wasser einweichen. Am Abend ein Backblech mit Backpapier auslegen, den Buchweizen gleichmäßig darauf verteilen und wenn möglich auf eine Heizung stellen. Der Buchweizen muss dann über Nacht trocknen.
2. Chia Samen in ein Glas geben, so viel Wasser (ca. 400 ml) auffüllen, dass sie bedeckt sind und über Nacht weichen lassen.
3. Backofen auf 220 Grad Ober- und Unterhitze vorheizen.
4. Die Buchweizenkörner in einen Mixer geben und pürieren, zur Seite stellen.
5. Anschließend die eingeweichten Chiasamen mit dem Wasser kurz mixen.
6. Chia Samen, Kokosblütensirup, Buchweizen, Meersalz, Amaranth, und 400 ml Wasser in eine Schüssel geben und alles kräftig verrühren.
7. Nun die Kastenform mit Öl einfetten, den Teig hineinfüllen und mit einer feuchten Hand glattstreichen.
8. Das Brot in den Backofen auf mittlerer Schiene geben und ca. 40 Minuten backen. Garprobe machen.
9. Das fertige Brot auf einem Kuchengitter auskühlen lassen.

Hinweis: Die 50 Minuten Zubereitungszeit umfassen nicht das Einweichen des Buchweizens und der Chia Samen. Dieses Brot ist nicht nur basisch, sondern auch glutenfrei.

TIPP: Wer mag, kann das Brot vor dem Backen mit Kürbiskernen, Sesam oder auch Sonnenblumenkernen bestreuen.

Knäckebrot, basisch

KH 12,1 g | EW 48,6 g | F 73,4 g | Kalorien 1032

Zubereitungszeit:	ca. 70 Minuten
Portionen:	2
Schwierigkeit:	normal

Zutaten:

- 75 g Bio Sonnenblumenkerne
- 25 g Sesam
- 30 g Leinsamen, geschrotete
- 25 g Bio Chiasamen
- 3 EL Bio Leinsamen Mehl
- ca. 150 ml Wasser

Zubereitung:

1. In eine Schüssel die Sonnenblumenkerne, Sesam, Chia Samen, Leinsamen und Leinsamen Mehl geben und gründlich vermischen.
2. Anschließend ca. 150 ml Wasser zu den Zutaten geben und mit dem Handmixer zu einem Teig verarbeiten (falls der Teig zu trocken ist, einfach noch etwas Wasser dazugeben).
3. Nun sollte der Teig ca. 20 Minuten ruhen.
4. Nach 20 Minuten sollte der Teig gut streichbar sein, ansonsten sehr vorsichtig noch etwas Wasser dazugeben (nicht zu flüssig werden lassen).
5. In der Zwischenzeit den Backofen auf ca. 185 Grad vorheizen (Ober-/Unterhitze).
6. Ein Backblech mit Backpapier auslegen und den Teig dünn darauf ausstreichen, glattstreichen.
7. Anschließend das Backblech in den Ofen schieben und das Knäckebrot erst einmal ca. 15 bis 20 Minuten backen. Danach das Knäckebrot in gleichgroße Stücke schneiden.
8. Danach kommt es erneut in den Backofen und wird noch ca. 40 Minuten gebacken.
9. Sobald das Knäckebrot eine schöne goldbraune Farbe annimmt, können Sie es aus dem Backofen nehmen. Nun sollte es gut auskühlen, bevor Sie es genießen.

Hinweis: Das Knäckebrot sollte luftdicht verschlossen und trocken aufbewahrt werden. Leinsamen kann man mithilfe einer Kaffeemühle zu Mehl mahlen.

TIPP: Wer mag, kann verschiedene Variationen backen. Das Knäckebrot schmeckt auch gut mit Kräutern oder gehackten Nüssen. Diese Zutaten dann einfach zum Teig geben und mitverarbeiten.

Bananen Mandel Brot

👍👍👍

KH 149,8 g | EW 83 g | F 149,1 g | Kalorien 2340

Zubereitungszeit: ca. 45 Minuten

Portionen: 2

Schwierigkeit: normal

Zutaten:

- 4 Bio Bananen
- 3 Bio-Eier
- 1 TL Vanille, gemahlen
- Kokosblütensirup, nach Bedarf
- 2 EL Bio Kokosöl
- 200 g Mandeln, gemahlen
- 1 Prise Meersalz
- 1 TL Backpulver
- 1 TL Zimt, optional

Zubereitung:

1. Backofen auf 180 Grad vorheizen. Bananen schälen und zerkleinern. Eier, Vanillepulver, Kokosblütensirup und Kokosöl in eine Schüssel geben und mit dem Handmixer gut verrühren.
2. Die gemahlenen Mandeln, Meersalz und Backpulver mischen, hinzufügen und gut verrühren (verkneten).
3. Eine Kastenform gründlich einfetten und den Teig hineinfüllen, glattstreichen.
4. In den Backofen stellen und ca. 35 Minuten backen oder solange bis die gewünschte Bräune erreicht ist.
5. Das Bananenbrot aus dem Ofen nehmen und kurz abkühlen lassen. Dann aus der Form nehmen und auf einem Kuchengitter fertig auskühlen.

Hinweis: Das Bananenbrot schmeckt super zum Frühstück, eignet sich aber auch zum Mitnehmen oder zu einer Tasse Kaffee am Nachmittag.

TIPP: Wer will, kann noch ein paar gehackte Nüsse oder Mandeln in den Teig geben, dann bekommt das Brot noch einen nussigen Geschmack. Wer das Bananenbrot gern etwas fluffiger mag, kann die Eier trennen, das Eigelb am Anfang verrühren und das steifgeschlagene Eiweiß erst zum Schluss unter den Teig heben.

Schoki Kuchen ohne Mehl

KH 197 g | EW 122,8 g | F 161,4 g | Kalorien 2881

Zubereitungszeit: ca. 40 Minuten
Portionen: 2-3
Schwierigkeit: normal

Zutaten:

- 6 Bio Eier
- 1 Prise Steinsalz
- 200 ml Wasser
- 250 g Datteln ohne Stein
- 1 TL Vanille, gemahlen
- 50 g Rohkakaopulver
- 200 g gemahlene Mandeln
- 125 g Blaubeeren oder Himbeeren

Zubereitung:

1. Backofen auf 170 Grad Umluft vorheizen.
2. Eier trennen, Eiweiß mit dem Mixer steif schlagen.
3. Dattel (ohne Stein) und das Wasser in einen Hochleistungsmixer geben.
4. Vanille, Eigelb, und Kakao hinzufügen und alles gründlich. mixen.
5. Ca. 1/3 des steifgeschlagenen Eiweißes vorsichtig unter die Schokoladenmasse heben. Dann abwechselnd die gemahlenen Mandeln und den Rest des Eischnees unter die Masse heben.
6. Das gelingt gut mit einem Schneebesen, es ist wichtig das die Luftigkeit des Eischnees erhalten bleibt.
7. Eine Springform inclusive Rand mit Backpapier auslegen. Den Rand leicht einfetten.
8. Anschließend den Teig in die Form füllen und gleichmäßig verteilen.
9. Im Backofen ca. 25 Minuten auf der mittleren Schiene backen.
10. Den Kuchen auskühlen lassen und vor dem Servieren noch mit etwas Rohkakaopulver bestäuben.
11. Kurz vor dem Servieren frische Beeren waschen, trocknen und zum Kuchen reichen.

Hinweis: Wenn die Dattel sehr fest sind, dann sollten Sie diese vorher in Wasser einweichen.

Zwetschgenkuchen ohne Mehl

KH 130,8 g | EW 50,1 g | F 89,5 g | Kalorien 1623

Zubereitungszeit:	ca. 60 Minuten
Portionen:	2
Schwierigkeit:	normal

Zutaten:

- 80 g Kastanienmehl
- 80 g Bio Kokosmehl
- 60 g Mandeln, gemahlen
- 1 Bio-Ei
- 1 EL heißes Wasser
- 30 g Bio Kokosöl (Zimmertemperatur)
- 500 g Bio Zwetschgen
- Kokosblütenzucker oder Xylit, nach Belieben
- 2 TL Zimt gemahlen
- 1 EL Mandeln, Stifte oder gehobelt

Zubereitung:

1. Backofen vorheizen (180 Grad Ober-/Unterhitze).
2. Kokosmehl, Kastanienmehl und die gemahlenen Mandeln in eine Schüssel geben und gut verwischen.
3. Kokosöl in einem Topf schmelzen und zusammen mit dem Ei und Wasser zum Mehl geben.
4. Mithilfe einer Küchenmaschine oder den Händen zu einem gleichmäßigen Teig verkneten.
5. Falls der Teig zu sehr klebt, geben Sie noch etwas Kastanienmehl hinzu.
6. Anschließend den Teig für ca. 10 Minuten kühl stellen.
7. Inzwischen die Kuchenform (Durchmesser 26 cm) mit Kokosöl einfetten.
8. 1/3 des Teiges zur Seite stellen und den Rest in die in der Form gleichmäßig auf Boden und Rand verteilen und andrücken.
9. Den Teig mit einer Gabel mehrfach einstechen und ca. 10 Minuten backen.
10. Inzwischen die Zwetschgen halbieren und die Steine entfernen.
11. Zwetschgen (mit der Schnittfläche nach oben) dicht aneinanderlegen. Den Rest des Teiges zu Streuseln verarbeiten und auf den Zwetschgen verteilen.
12. Zum Schluss den Kuchen noch mit Zimt bestreuen und die Mandeln drüber verteilen.
13. In den Backofen geben und ca. 35 Minuten backen.

Hinweis: Kastanienmehl, Kokosmehl und Xylit bekommt man im Reformhaus, Bio Laden oder im Internet.

Cake Pops mit Kokos

KH 21,6 g | EW 35,9 g | F 42,9 g | Kalorien 646

Zubereitungszeit: ca. 25 Minuten
Portionen: 2
Schwierigkeit: normal

Zutaten:

- 3 Bio-Eier
- Kokosblütensirup, nach Bedarf
- 40 g Bio Kokosmehl
- 40 g Bio Kokosöl
- 20 ml Bio Kokosmilch
- Vanille, gemahlen
- Meersalz
- 1 TL Backpulver
- 1 EL Kokosöl zum Einfetten

Zubereitung:

1. Backofen auf 175 Grad vorheizen. In einem Topf Kokosöl schmelzen und anschließend kurz abkühlen lassen.
2. Eier, Kokosöl und Kokosmilch verrühren. Kokosmehl, eine Prise Meersalz und Vanille sowie Backpulver hinzugeben und mit einem Mixer aufschäumen, bis ein dicker, glatter Teig entsteht.
3. Die Form für die Cake Pops einfetten.
4. Den Teig mit kleinem Löffel in die Form füllen und die obere Form darauflegen.
5. Die Form auf einen Back Rost stellen und bei 175 Grad ca. 12 Minuten backen.
6. Cake Pops vorsichtig aus der Form nehmen, abkühlen lassen, Holzsticks hineinstecken und wer will, noch glasieren.
7. Die fertigen Cake Pops in ein Glas stellen. Anschließend kurz in den Gefrierschrank geben, solange bis die Glasur fest geworden ist.

Hinweis: Zum Glasieren eignet sich dunkle Schoko Creme oder Kokoscreme.

TIPP: Diese Cake Pops passen auf jede Party und schmecken auch zwischendurch.

Muffins schwarz-weiß

KH 290,4 g | EW 90,9 g | F 205,1 g | Kalorien 3255

Zubereitungszeit:	ca. 40 Minuten
Portionen:	2-4
Schwierigkeit:	normal

Zutaten:

- 140 g Bio Butter, weich
- 125 g Xylit oder nach Belieben
- Himalaja Salz (2 Prisen)
- 1 Bio Zitrone
- Vanille, gemahlen
- 4 Bio-Eier, Größe L
- 200 g Dinkelvollkornmehl
- 1 Pck. Backpulver oder Weinsteinbackpulver
- 100 g Mandeln, gemahlen
- 1 EL Rohkakaopulver oder Kakaopulver, ungesüßt
- 1 Bio Apfel

Zubereitung:

1. Weiche Butter in eine Schüssel geben und mit einem Handmixer schaumig rühren. Zitrone gründlich waschen und mit einer Reibe Abrieb herstellen. Backofen auf 160 Grad vorheizen.
2. Xylit, Salz, Abrieb und Vanille untermischen.
3. Die Eier nach und nach unterrühren und das Ganze schaumig mixen.
4. In einer anderen Schüssel das Dinkelmehl mit den Mandeln und dem Backpulver vermischen und unter die Masse rühren. Muffin Form mit Papier auslegen.
5. Apfel waschen, Kernhaus entfernen und sehr fein raspeln und mithilfe eines Löffels unter den Teig heben.
6. Die Hälfte des Teigs auf die Muffin Form aufteilen. In die andere Hälfte des Teigs den Kakao geben und unterrühren. Den dunklen Teig auf den hellen geben und mit einer Gabel die Förmchen durchziehen, sodass sich der Teig etwas vermischt. Oder immer abwechselnd hellen und dunklen Teig in die Förmchen geben.
7. Die Form in den Ofen geben und backen (ca. 25 Minuten). Garprobe machen. Die fertigen Muffins auf einem Kuchengitter auskühlen lassen.

Hinweis: Rohkakao gibt es im Bio Laden oder auch im Internet.

TIPP: Dieses Rezept ist auch super für eine Geburtstagsparty geeignet.

Brownies, gesund und lecker

KH 110,6 g | EW 55,3 g | F 97,7 g | Kalorien 1602

Zubereitungszeit:	ca. 55 Minuten
Portionen:	2
Schwierigkeit:	normal

Zutaten:

- 1 Dose schwarze Bohnen (Abtropfgewicht 250 g)
- 2 Bio-Eier
- 5 Medijool-Datteln, entsteint
- 50 g Rohkakaopulver
- Xylit, nach Belieben
- 1 TL Vanille, gemahlen
- ½ TL Natron
- 1 Prise Meersalz
- 20 g Bio Butter
- 80 g Pekannüsse

Zubereitung:

1. Backofen auf 170 Grad vorheizen. Eine rechteckige Backform mit den Massen 21 × 24 cm mit Backpapier auskleiden oder gründlich einfetten.
2. Butter schmelzen und wieder etwas abkühlen lassen. Bohnen (abtropfen lassen), Eier, Xylit, Datteln, Rohkakaopulver, Vanille, Natron und Meersalz in einen Standmixer oder in die Küchenmaschine geben und pürieren. Danach die flüssige Butter langsam bei laufender Maschine hinzufügen.
3. Teig in die Form füllen und glattstreichen. Pekannüsse grob hacken und auf dem Teig gleichmäßig verteilen.
4. Brownies ca. 40 Minuten auf mittlerer Schiene backen. Die Oberfläche muss fest und leicht rissig sein. Brownies aus dem Ofen holen und auskühlen.

Hinweis: Wer getrocknete schwarze Bohnen verwendet, benötigt ca. 100 g. Diese müssen über Nacht eingeweicht werden. Falls der Brownie zu schnell braun werden, die Oberfläche mit Backpapier oder Alufolie abdecken.

Hülsenfrüchte gehören zu den guten Säurebildern und sollten ein Teil der basenüberschüssingen Ernährung sein.

TIPP: Wer normale Dattel verwendet, muss diese ca. 20 Minuten vor der Verwendung in Wasser einweichen. Bei diesen Datteln können Sie anstelle der 5 gern 7 Datteln verwenden. Dazu passt frisches Obst z. B. Beeren oder Orangenfilets.

Vanille Kipfel, basisch

KH 102,6 g | EW 26,1 g | F 100,2 g | Kalorien 1389

Zubereitungszeit:	ca. 35 Minuten
Portionen:	2
Schwierigkeit:	normal

Zutaten:

- 125 g Buchweizen-Mehl
- ¼ TL Natron
- 1 EL Kokosblütensirup
- 70 g Butter
- 60 g Nüsse, bevorzugt Haselnüsse, gemahlen
- 3 Prisen Vanille

Zubereitung:

1. Butter in einem Topf geben und schmelzen, Kokosblütensirup dazugeben und mit verflüssigen.
2. Buchweizenmehl in einer Schüssel mit den gemahlenen Haselnüssen, Vanille und Natron vermischen und die flüssigen Zutaten dazugeben, verrühren und anschließend zu einem Teig verarbeiten (mit den Händen).
3. Den Teig mit einem Tuch bedecken und an einen warmen Ort stellen. Der Teig sollte nun ca. 45 Minuten ruhen.
4. In der Zwischenzeit den Backofen auf 180 Grad vorheizen. Backpapier auf ein Backblech geben.
5. Den Teig aus der Schüssel nehmen und zu einer Rolle formen, in Scheiben zerteilen und daraus die Kipfel formen.
6. Die Kipfel auf das Backblech geben und im vorgeheizten Backofen ca. 20 Minuten backen, bis sie leicht braun sind.

Hinweis: Diese Vanille Kipfel schmecken nicht nur Weihnachten. Sie sind auch gut für zwischendurch zu einer Tasse Tee geeignet.

Buchweizen gehört zur Gruppe der Pseudogetreide und damit zu den guten Säurebildern.

TIPP: Buchweizen Mehl kann auch durch Dinkelmehl ersetzt werden.

Fruit Infused Water

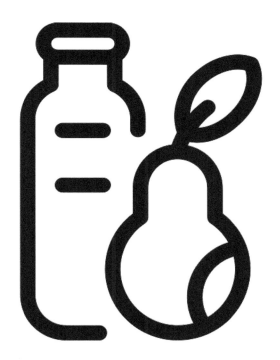

Fruit infused Water: Winter Edition

KH 29,3 g | EW 3,5 g | F 1,7 g | Kalorien 168

Zubereitungszeit: ca. 5 Minuten
Portionen: 2
Schwierigkeit: einfach

Zutaten:

- 1 Bio Orange
- 1 Zimtstange oder nach Belieben
- 1 Prise Kardamom
- 1 l Mineralwasser ohne Kohlensäure

Zubereitung:

1. Die Orange gründlich waschen und eine Hälfte in Scheiben schneiden und den Rest auspressen.
2. Orangensaft und die Scheiben in eine Karaffe oder Flasche geben und mit dem Wasser auffüllen. Kardamom dazugeben und die Zimtstange in Stücke brechen und ebenfalls in das Wasser geben.
3. Zum Schluss das Wasser gut umrühren und für ca. zwei Stunden ziehen lassen.

Hinweis: Die Nährwerte in der Rezept-Kategorie Fruit Infused Water gilt, wenn Sie die Früchte nach dem Trinken des angereicherten Wassers verzehren. Ansonsten ist der Kaloriengehalt annähernd Null.

TIPP: Im Winter schmecken auch Kombinationen aus Zimt mit Apfel oder Kardamom mit Birne.

Sommerlicher Durstlöscher

KH 15,4 g | EW 1,4 g | F 0,4 g | Kalorien 66

Zubereitungszeit: ca. 10 Minuten
Portionen: 2
Schwierigkeit: einfach

Zutaten:

- Wassermelone, kernarm, Menge nach Belieben
- Minze (z. B. Mojito-Minze)
- ½ Bio Zitrone
- Mineralwasser ohne Kohlensäure
- Eiswürfel, nach Belieben

Zubereitung:

1. Wassermelone halbieren und das Fruchtfleisch entweder in Stücke schneiden oder mit einem kleinen Löffel Kugeln herauslösen und zusammen mit dem Wasser in eine große Glasflasche oder Kanne geben.
2. Zitrone waschen, halbieren und eine Hälfte auspressen, die andere in Scheiben schneiden.
3. Minze waschen und die Blätter zum Wasser geben.
4. Melone, Zitronensaft und Scheiben sowie Minze ins Wasser geben.
5. Zum Schluss das Ganze in den Kühlschrank stellen und kühl servieren.

Hinweis: Es gibt unzählige Arten von Minze. Es lohnt sich hin und wieder eine andere auszuprobieren.

Für Kinder kann man die Melone, Zitronensaft und Minze in ein Gefäß geben und mit dem Zauberstab pürieren, anschließend durch ein Sieb streichen in die Wasserflasche geben und mit Wasser auffüllen.

TIPP: Natürlich kann man auch eine andere Melone anstelle der Wassermelone verwenden. Die Wassermelone ist nicht nur ein Hingucker, sondern enthält auch besonders viele Nährstoffe. Wer es noch kühler mag, kann im Sommer ein paar Eiswürfel hineingeben.

Frische für Sportler

👍👍👍👍

KH 35,3 g | EW 3,2 g | F 1,2 g | Kalorien 192

Zubereitungszeit: ca. 5 Minuten

Portionen: 2

Schwierigkeit: einfach

Zutaten:

- 1 l Wasser
- 1 Bio Orange
- Bio Blaubeeren, nach Bedarf
- 1 Granatapfel

Zubereitung:

1. Orange gründlich waschen, in Stücke oder Scheiben schneiden und zusammen mit dem Wasser in eine große Flasche geben.
2. Blaubeeren waschen, Granatapfel halbieren, Saft auffangen und mit dem Löffel ein paar Kerne herauslösen.
3. Die Beeren mit dem Saft und ein paar Kernen vom Granatapfel ins Wasser geben, kurz ziehen lassen und genießen.

Hinweis: Ein Getränk welches auch zum Mitnehmen für den Sport super geeignet ist. Es liefert zusätzlich, Vitamine, Mineralien und Antioxidantien.

TIPP: Im Sommer für die extra Kühlung ein paar Eiswürfel verwenden. Wer will, kann eine Hälfte der Orange auspressen und den Saft für noch mehr Frische ins Wasser geben.

Gesunder Durstlöscher

KH 87 g | EW 2,9 g | F 2,3 g | Kalorien 87

Zubereitungszeit:	ca. 5 Minuten
Portionen:	2
Schwierigkeit:	einfach

Zutaten:

- 1 l Mineralwasser ohne Kohlensäure
- 1 Bund Minze
- 1 mittelgroße Bio-Limette
- 1 Bio Zitrone
- ½ Bio Salatgurke, mittelgroß
- 8 Eiswürfel

Zubereitung:

1. Minze gründlich waschen und Blätter von den Stielen zupfen.
2. Gurke waschen und mit Schale in Scheiben schneiden und in eine Karaffe geben.
3. Bio Zitrone und Limette waschen und in dünne Scheiben zerteilen, alles in die Karaffe geben.
4. Kühl stellen und ziehen lassen.
5. Eiswürfel können nach Belieben zusätzlich in das Wasser oder separat in Gläser gegeben werden.

Hinweis: Limette und Zitrone können bei Kopfschmerzen helfen und sind zusammen mit der Gurke echte Durstlöscher.

TIPP: Im Winter einfach die Eiswürfel weglassen. Gerade im Winter ist oft der Durst nicht so groß, so lässt sich aber bequem die gesunde Flüssigkeitsmenge für den Tag erreichen.

Fruchtiger Sommerspaß

KH 32,4 g | EW 2 g | F 1,2 g | Kalorien 144

Zubereitungszeit:	ca. 5 Minuten
Portionen:	2
Schwierigkeit:	einfach

Zutaten:

- 1 l Mineralwasser, still
- 1 Granatapfel
- 1 Bio-Zitrone oder Limette
- 2 Zweige Bio Minze
- 8 Eiswürfel

Zubereitung:

1. Granatapfel halbieren, entsaften und mit dem Löffel ein paar Kerne herauslösen.
2. Zitrone gründlich waschen, halbieren und eine Hälfte auspressen und den Rest in Scheiben schneiden.
3. Granatapfelsaft, ein paar Zitronen Scheiben und Zitronensaft in eine Glaskanne geben und durchmischen.
4. Anschließend das Mineralwasser aufgießen, die gewünschte Menge Granatapfelkerne hinzufügen und umrühren.
5. Die Minze waschen und ein paar Blätter ins Wasser geben.
6. Wer will, kann zum Schluss ein paar Eiswürfel hinzufügen.

Hinweis: Zum Entsaften kann man eine Zitronenpresse oder einen Entsafter verwenden. Granatäpfel können beim Abnehmen helfen und enthalten viele wichtige und gesunde Inhaltsstoffe.

Bei der Verwendung von Kernen, aber Vorsicht bei Kindern.

TIPP: Im Sommer kann man die Eiswürfel auch direkt in die Gläser geben, das kühlt dann noch besser.

Frische Kick

KH 27,8 g | EW 7,5 g | F 4,9 g | Kalorien 287

Zubereitungszeit: ca. 5 Minuten
Portionen: 2
Schwierigkeit: einfach

Zutaten:

- 1l Mineralwasser ohne Kohlensäure
- Ingwer, nach Bedarf
- 2 Bio-Limetten
- 1 Handvoll Bio Himbeeren
- Minze, nach Belieben
- 15 Eiswürfel

Zubereitung:

1. Mineralwasser in eine Karaffe gießen.
2. Himbeeren vorsichtig waschen und zum Wasser geben.
3. Ingwer gründlich waschen und in dünne Scheiben schneiden, Minze waschen, Blättchen abzupfen und beides ins Wasser geben.
4. Limette gründlich waschen in Scheiben schneiden und ebenfalls hinzufügen.
5. Wer will, kann zum Schluss noch ein paar Eiswürfel hinzufügen.

Hinweis: Wer will, kann auch eine Hälfte der Limette auspressen und den Saft ins Wasser geben und den Rest als Scheiben.

Minze kann gute Dienste bei Verdauungsbeschwerden leisten. Limette und Himbeeren geben dem Getränk eine fruchtige Note und sind ein Hingucker. So macht Wasser trinken Spaß.

TIPP: Anstelle von Limette kann man auch Zitrone verwenden.

Mehr „Magische Pfanne"?

Wir hoffen, dieses Buch hat Ihre Erwartungen mindestens erfüllt, wenn nicht gar übertroffen.

Wenn Sie sich noch mehr Wissen über gesunde Ernährung aneignen möchten, dazu noch haufenweise neue Rezepte probieren wollen, dann empfehlen wir Ihnen folgendes „2in1" Buch, das im November 2019 erschienen ist:

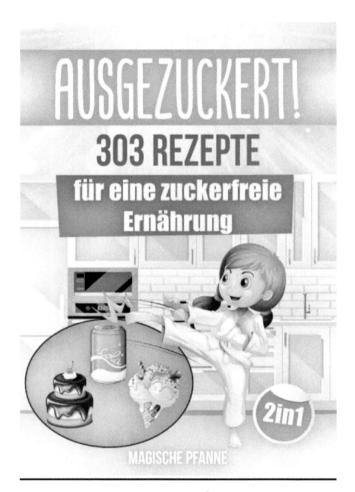

Der neueste Bestseller von „Magische Pfanne" – „Ausgezuckert" – jetzt auf Amazon.de!

Rechtliches

Impressum:

Herausgeber:

Christian Meiller
Internetmarketing
Hauptstraße 5c
85253 Erdweg
Deutschland
Telefon: +4915175013311
E-Mail: digiwunderland@gmail.com

Online-Streitbeilegung:

Die Europäische Kommission stellt unter
https://ec.europa.eu/consumers/odr/ eine Plattform zur Online-Streitbeilegung
bereit, die Verbraucher für die Beilegung einer Streitigkeit nutzen können und
auf der weitere Informationen zum Thema Streitschlichtung zu finden sind.

Außergerichtliche Streitbeilegung:

Wir sind weder verpflichtet noch dazu bereit, im Falle einer Streitigkeit mit
einem Verbraucher an einem Streitbeilegungsverfahren vor einer
Verbraucherschlichtungsstelle teilzunehmen.

Cover-Bilder:

Von pikepicture | Depositphotos.com
Von almoond | Depositphotos.com
Von hanaschwarz | Depositphotos.com
Von macrovector | Depositphotos.com
Von jannystockphoto | Depositphotos.com

Cover-Design:

Zusammenstellung: fiverr.com

Andere Icons und Bilder in diesem Buch:

 Icon made by Freepik from flaticon.com

 Icon made by Freepik from flaticon.com

 Icon made by photo3idea_studio from flaticon.com

 Icon made by Freepik from flaticon.com

 Icon made by Freepik from flaticon.com

 Icon made by Freepik from flaticon.com

 Icon made by Freepik from flaticon.com

 Icon made by Freepik from flaticon.com

 Icon made by Freepik from flaticon.com

 Icon made by Freepik from flaticon.com

Printed in Poland
by Amazon Fulfillment
Poland Sp. z o.o., Wrocław

74001788R00119